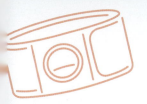
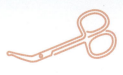

Pocket Guide for Stoma Care

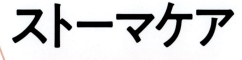

ストーマケア
ポケット・ガイド

[編集] 一般社団法人 日本創傷・オストミー・失禁管理学会

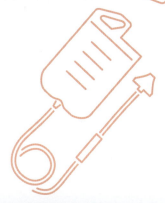

Pocket
Standard
ポケット・スタンダード
シリーズ

照林社

はじめに

　本書は、2024年4月に刊行した日本創傷・オストミー・失禁管理学会編集『ストーマケアガイドブック』の中の「ストーマケア技術」にフォーカスしたコンパクト判です。

　『ストーマケアガイドブック』は、「看護師誰もができる」ストーマケアの実現を目指して発刊しました。「誰もができる」の第一歩は、ストーマ周囲皮膚障害重症度評価スケールであるABCD-Stoma®とケアツールのABCD-Stoma®ケアの開発でした。

　従来はストーマ周囲皮膚障害の経過を改善・悪化と基準なく評価していたものを、ABCD-Stoma®により皮膚障害の重症度を数量化したことで誰もが共通して経過を評価できるようになりました。さらに、ABCD-Stoma®ケアによりスケールの採点結果に基づき、皮膚障害の部位や程度に応じたスキンケアを導き出せるようになりました。

　本書では、さまざまな事例をもとにABCD-Stoma®・ABCD-Stoma®ケアを活用した「ストーマケア技術」をエビデンスに基づきながら解説しています。ストーマ合併症においても事例をもとに具体的ケアが示されており、臨床の場ですぐに役立つ内容となっています。

　ストーマケアの座右の書である『ストーマケアガイドブック』とともに、さまざまな場でご活用いただきたいと思います。

2025年4月

一般社団法人 日本創傷・オストミー・失禁管理学会

理事長　紺家 千津子

CONTENTS

序章
ストーマケアの基本 …………………………………… 紺家千津子　2

Part 1　ストーマの基礎知識　5

ストーマの種類と特徴 ………………………………… 高木良重　6

ストーマ用品
ストーマ装具の種類と特徴 …………………………… 山本由利子　9
面板の形状と構造 ……………………………………… 山本由利子　12
二品系接合部 …………………………………………… 山本由利子　16
ストーマ袋の構造 ……………………………………… 山本由利子　19
ストーマ装具選択の基準 ……………………………… 山本由利子　21
ストーマ装具の取り扱いと評価 ……………………… 山本由利子　28
皮膚保護剤の概要 ……………………………………… 山本由利子　30
皮膚保護剤の選択 ……………………………………… 山本由利子　34
ストーマ装具の種類と使い方 ………………………… 山本由利子　37
その他のストーマ用品 ………………………………… 山本由利子　40

Part 2　ストーマへの基本的なアプローチ　49

術前教育の方法と留意点 ……………………………… 松原康美　50

ストーマサイトマーキング
ストーマサイトマーキングを行う前の準備 ………… 西川貴子　52
ストーマサイトマーキングの原則 …………………… 西川貴子　54

予定手術のストーマサイトマーキングの手順	西川貴子	55
緊急手術のストーマサイトマーキング	西川貴子	59
緊急手術のストーマサイトマーキングの手順	西川貴子	60
エコーを用いたストーマサイトマーキング	西川貴子	61

ストーマ周囲皮膚のアセスメント

ABCD-Stoma®とは	紺家千津子	63
ABCD-Stoma®の使い方	紺家千津子	64
ABCD-Stoma®ケアとは	紺家千津子	67
ABCD-Stoma®ケアに基づく具体的ケア	紺家千津子	69

ストーマ周囲皮膚のスキンケア

ストーマ周囲皮膚の状態	工藤礼子	87
ストーマ周囲皮膚のスキンケアの基本	工藤礼子	89

ストーマの種類別ケア

回腸・結腸ストーマ

術直後のケア	帯刀朋代	91
術後のストーマケア	帯刀朋代	92

尿路ストーマ

ストーマ術後のケア	加瀬昌子	97

セルフケア指導

術後のセルフケア指導	青井美由紀	100
装具交換の指導	青井美由紀	102

Part 3 ストーマ関連合併症のケア　105

びらんのケア　渡辺光子　106
潰瘍のケア　渡辺光子　108
　びらん・潰瘍のケアの実際　渡辺光子　109
偽上皮腫性肥厚（PEH）のケア　渡邉光子　114
　PEHのケアの実際　渡邉光子　116

真菌感染症のケア 渡邉光子 119
　真菌感染症のケアの実際 渡邉光子 121
ストーマ静脈瘤のケア 杉本はるみ 125
　ストーマ静脈瘤のケアの実際 杉本はるみ 127
炎症性腸疾患（潰瘍性大腸炎とクローン病）のケア 佐藤美和 130
　潰瘍性大腸炎のケアの実際 佐藤美和 132
　クローン病のケアの実際 佐藤美和 134
壊疽性膿皮症のケア 佐藤美和 136
　壊疽性膿皮症のケアの実際 佐藤美和 137
ストーマ粘膜皮膚離開のケア 松岡美木 139
　ストーマ粘膜皮膚離開のケアの実際 松岡美木 142
離開創に近接するストーマのケア 松岡美木 146
　離開創に近接するストーマのケアの実際 松岡美木 148
ストーマ陥没状態のケア 清藤友里絵 153
　ストーマ陥没状態のケアの実際 清藤友里絵 157
ストーマ脱出のケア 杉本はるみ 162
傍ストーマヘルニアのケア 高橋真紀 167
　傍ストーマヘルニアのケアの実際 高橋真紀 171

文献一覧 ……174
索引 ………183

装丁：長坂勇司（nagasaka design inc.）
本文イラストレーション：五十嵐亨、飯坂和哉、今崎和広
本文DTP：明昌堂

- 本書で紹介しているアセスメント、治療・ケアの方法などは、筆者の臨床例をもとに展開しています。実践により得られた方法を普遍化すべく万全を尽くしておりますが、万一、本書の記載内容によって不測の事故等が起こった場合、編者・著者・出版社はその責を負いかねますことをご了承ください。
- 本書に記載しております機器・薬剤等の選択・使用にあたっては、個々の添付文書や取り扱い説明書を参照し、適応や使用法等については常にご確認ください。
- 本書掲載の画像は、臨床例の中からご本人・ご家族の同意を得て使用しています。

執筆者一覧

紺家千津子 石川県立看護大学看護学部看護学科 教授、皮膚・排泄ケア認定看護師

高木良重 福岡大学医学部看護学科 講師、がん看護専門看護師／
皮膚・排泄ケア特定認定看護師

山本由利子 松木泌尿器科医院 高松WOCケアステーション、
皮膚・排泄ケア認定看護師、特定行為研修修了（創傷・栄養関連領域）

松原康美 北里大学健康科学部看護学科 教授、
がん看護専門看護師／皮膚・排泄ケア認定看護師

西川貴子 訪問看護ステーションおひさま管理者、皮膚・排泄ケア特定認定看護師

工藤礼子 国立がん研究センター中央病院 看護部、皮膚・排泄ケア認定看護師

帶刀朋代 東京医科大学病院 看護部 看護師長、皮膚・排泄ケア認定看護師

加瀬昌子 国保旭中央病院 看護局 スキンケア相談室 師長、
皮膚・排泄ケア特定認定看護師

青井美由紀 岡山大学病院 看護部、皮膚・排泄ケア認定看護師

渡辺光子 日本医科大学千葉北総病院 看護部、皮膚・排泄ケア特定認定看護師

渡邉光子 関西労災病院 看護部、皮膚・排泄ケア特定認定看護師

杉本はるみ 社会医療法人仁友会南松山病院 褥瘡管理室 主任、
皮膚・排泄ケア特定認定看護師

佐藤美和 東邦大学医療センター佐倉病院 看護部、皮膚・排泄ケア認定看護師

松岡美木 埼玉医科大学病院 褥瘡対策管理室、皮膚・排泄ケア特定認定看護師

清藤友里絵 東邦大学医療センター佐倉病院 看護部、皮膚・排泄ケア特定認定看護師

高橋真紀 東北大学病院看護部、皮膚・排泄ケア認定看護師

本書の特徴

1．本書の概要
- 本書は、一般社団法人日本創傷・オストミー・失禁管理学会編集『ストーマケア ガイドブック』を元に、ストーマケアにかかわる項目を抜粋して再編集したものである。詳しくは当該書を参照いただきたい。
- 各項目で引用・参考にした文献は、すべて巻末に集めて収載した。

2．本書の用語について
- 本書に収載されているストーマに関連する用語は、基本的に『ストーマ・排泄リハビリテーション学用語集 第5版』（日本ストーマ・排泄リハビリテーション学会編集）に準拠した。ただし、以下の用語についてはあえて統一せず、文脈を重視して混在して掲載している。
  ・回腸ストーマ、イレオストミー（ileostomy）
  ・結腸ストーマ、コロストミー（colostomy）、
  　コロストーマ（colostoma）
  ・尿路ストーマ（urinary stoma）、ウロストミー（urostomy）、
  　ウロストーマ（urostoma）
  ・ストーマ保有者、オストメイト（ostomate）

3．薬剤・製品等の表記と掲載写真について
・薬剤：一般名（商品名）
・医療機器等：一般的名称（販売名）
・ともに、登録商標（レジスターマーク、TMマーク）は省略する
・商品写真等は『ストーマケア ガイドブック』収載のものを掲載した

4．その他
　執筆者の所属・肩書については、初版発行の2025年3月時点のものである。また、認定看護師・専門看護師等のスペシャリストの表記は著者自身に確認いただいたものとした。

序論

序論

ストーマケアの基本

1 | 術前のケア

1 心理的ケア
- ストーマ造設を予定している患者は、排泄経路の変更に伴い外観の変化のみならず排泄コントロールの機能喪失に伴いボディイメージも変容する。
- ボディイメージが低下すると自尊感情も低下するため、術前にストーマ造設術を受けることを理解できている場合には、将来を見据えた心理的支援を開始する。
- 排泄コントロールの機能を喪失するため術前に予期的悲嘆をし、喪失に対する心の準備ができるように、術前にインフォームドコンセントとオリエンテーションを行い、ストーマ保有後の生活をイメージできるよう援助していく。

2 ストーマサイトマーキング
- 装具装着がしやすく、術後合併症が起こりにくく、かつセルフケアが行いやすいことを目的にストーマ位置の決定(ストーマサイトマーキング)を行う。
- 患者の職業や生活習慣を確認し、日常生活の中で頻繁にとる姿勢から腹壁の状態を見て、患者に適した位置にする。

2 | 術後のケア

- 患者・家族の心理的支援を継続しながら、ストーマ周囲皮膚障害などの術後合併症を予防する。社会復帰に向けてストーマとともに生活できるよう支援する。

1 身体的ケア
- ストーマ合併症には、早期では循環障害、ストーマ壊死、ストーマ脱落、ストーマ粘膜皮膚離開などがあり、晩期ではストーマ脱出、傍ストーマヘルニア、ストーマ狭窄などがあり、さらにストーマ周囲皮膚障害も生じうる。

- 手術により下腹神経や骨盤神経などが損傷すると排尿障害が起こりうる。必要時には間欠的自己導尿などにより、残尿なく排尿できることをめざす。
- 性機能障害も起こりうるため、術前から配偶者を含めた対応を行い、いつでも相談可能な姿勢を示す。

2 心理的支援

- 患者は術後の外観の変化に悲しみ、さらに自尊感情が低下する。患者の心理状態を十分に理解し、理解的態度を示しながらストーマセルフケア支援を進めていく。

3 ストーマセルフケア教育

- ストーマ装具を適宜自分自身で交換できることが望まれるため、患者がストーマケアをよく理解し、セルフケアに対して好印象をもてるように指導する。セルフケアに対する印象を決定するのは、初回の装具交換時である。造設初期ではストーマケアに熟達した看護師が行うことが望まれる。
- セルフケアの目標は、排泄物の排出と装具交換を患者一人で自立してできることである。高齢で視力や巧緻性、認知機能が低下している場合などでは、患者・家族とともに排泄自立のゴール設定について検討していくことが重要となる。
- 装具交換時にはストーマとストーマ周囲皮膚を観察し、異常の早期発見ができるよう支援していく教育も必要である。
- ストーマケアにおける目標は、ストーマ保有者が容易にストーマ装具を装着でき、かつ身体的にもQOLにも影響を及ぼす皮膚障害のないストーマを保有し、ストーマ造設前と変わらない生活を送ることである。

(紺家千津子)

Part 1

ストーマの
基礎知識

Part 1 ストーマの基礎知識

ストーマの種類と特徴

- ストーマの分類としては、「排泄物による分類」「目的による分類」「形状による分類」が一般的である（**表1**）。

表1 ストーマの分類

分類の視点	具体例
排泄物による分類	・消化管ストーマ（結腸ストーマ、回腸ストーマ） ・尿路ストーマ（回腸導管、尿管皮膚瘻）
目的による分類	・永久ストーマ ・一時的ストーマ
形状による分類	・単孔式ストーマ ・双孔式ストーマ

1 消化管ストーマ

- ストーマ排泄口が開孔する腸管の位置によって、「結腸ストーマ（コロストミー）」と「小腸ストーマ（イレオストミー）」に大別される。「上行結腸ストーマ」「横行結腸ストーマ」のように、体外に引き出された腸管の名称で呼ぶこともある。
- 上行結腸ストーマは右下腹部、横行結腸ストーマは右または左上腹部、下行結腸およびＳ状結腸ストーマは左下腹部に造設される（**図1**）。
- 腸管の解剖学的構造から後腹膜に固定されていない横行結腸、Ｓ状結腸が手術時の操作が容易なためストーマ造設部位として優先的に選択される。小腸ストーマには、回腸ストーマと空腸ストーマがあり、いずれも腹腔内に遊離した状態で位置し手術操作も容易で右下腹部に造設される。
- ストーマの形状は、腸管からの開口部の数によって単孔式と双孔式に分類される。永久ストーマでは単孔式、一時的ストーマは双孔式が造設されることが多い。単孔式では１か所から排泄されるが、双孔式では主に糞便が排泄される口側と腸管内の粘液が排泄される肛門側がある。

図1　消化管ストーマの造設部位

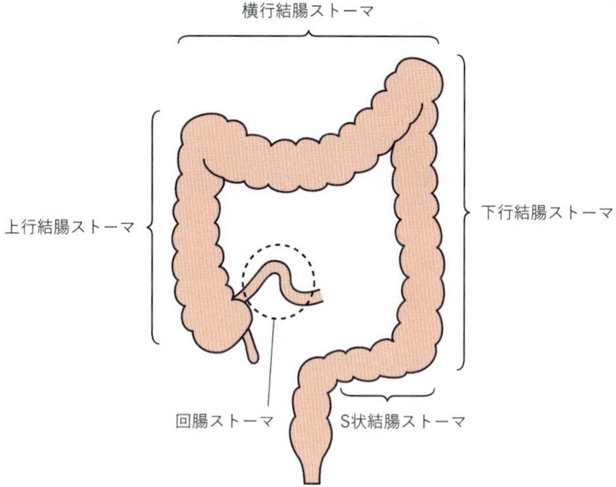

横行結腸ストーマ

上行結腸ストーマ

下行結腸ストーマ

回腸ストーマ

S状結腸ストーマ

2 ｜ 尿路ストーマ

- 尿路ストーマの種類には、「回腸導管」と「尿管皮膚瘻」がある。
- 回腸導管は、回腸の一部を切除したあと、尿管を吻合しストーマとして造設される（**図2**）。回腸ストーマと同様、右下腹部に造設されることが多い。
- 尿管皮膚瘻は、尿管を直接皮膚に吻合することで尿が体外に排泄される。
- 尿管は左右の腎臓からつながっており、尿管皮膚瘻として造設される場合に左右の腹部に位置する場合と、左右のどちらか一側に造設される場合がある（**図3**）。
- 尿路ストーマには、腸管を用いて代用膀胱を造設し尿管と尿道を吻合する「禁制型」のストーマがある。禁制型ストーマでは、定期的にカテーテルを膀胱内に挿入し溜められた尿を排出する必要がある。ストーマ装具を貼付しなくてもよいが、代用膀胱が腸管であるためにカテーテルでの導尿に加えて定期的に洗浄を行う。

（高木良重）

図2　尿路ストーマの種類（回腸導管）

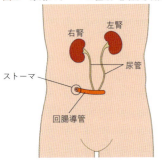

図3　尿路ストーマの種類（尿管皮膚瘻）

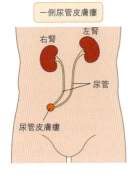
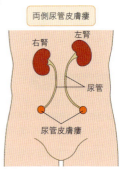

Part 1 ストーマの基礎知識

ストーマ用品

ストーマ装具の種類と特徴

- ストーマ装具は、皮膚に粘着する面板と排泄物を溜めるストーマ袋から構成される（**表1**）。
- ストーマ装具は、単品系と二品系に分けられる（**表2**）。

表1 ストーマ装具の分類

構成分類	亜分類	仕様
構造		単品系
		二品系
面板	面板の形状	平面型
		凸面型 ・硬性凸面型 ・軟性凸面型
		凹面型
	面板の構造	全面皮膚保護剤
		外周テープ付き
	ストーマ孔	既製孔
		自由開孔
		自在孔
二品系接合部	フランジ構造	固定型
		浮動型
	接合方式	嵌め込み式
		粘着式

（次頁につづく）

構成分類	亜分類	仕様
ストーマ袋	ストーマ袋の構造	消化管用開放型
		消化管用閉鎖型
		尿路用
	排出口	閉鎖具分離型
		閉鎖具一体型 ・巻き上げ式 ・キャップ式 ・コック式など

日本ストーマ・排泄リハビリテーション学会編：ストーマ・排泄リハビリテーション学用語集 第5版, 照林社, 東京, 2025：159. より引用

表2 単品系と二品系装具の特徴

	単品系	二品系
接合部	なし	あり
厚み	厚みがないので目立ちにくい	厚みがあるので目立ちやすい
手間	接合する手間なし	接合する手間あり
心理	漏れの可能性なし	接合部からの漏れの可能性あり
貼付時の視認性	ストーマ袋を通して貼付するので中央がずれる可能性あり	直視して貼付できるのでずれにくい
処置	剥がさないと処置できない	ストーマ袋を外して頻回に処置できる
ストーマ袋の向き	一度貼ったら変えられない	自由に変えられる
ストーマ袋の交換	貼付中は交換できない	面板貼付中、何度でも交換できる
不整形のストーマ	面板ストーマ孔の方向を間違えやすい	間違えにくい
経済性	比較的安価	比較的高価

1 | 単品系

- 単品系装具は、面板とストーマ袋が一体になっていることから、ストーマ袋と面板を接合する手間がなく、装具の厚みが薄く目立ちにくい。一方で、貼付の際にストーマが見えにくく、ずれやすい。
- 非正円のストーマの場合、面板ストーマ孔の方向と貼付したいストーマ袋の方向を間違えやすいため注意が必要である（**図1**）。

図1　単品系装具をずれないように貼付する工夫

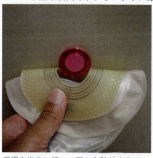

面板を半分に折って下から貼付する。

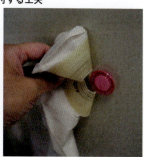

面板を縦半分に折って横から貼付する。

2 | 二品系

- 二品系装具は、面板とストーマ袋をフランジ部で接合する装具である。
- ストーマを直視しながら面板を貼付できるためずれにくい。
- ストーマ袋を途中で外せるため、粘膜皮膚離開時や尿管ステント留置時などには頻回にストーマの観察や処置が可能となり、ストーマ袋の向きも自由に変更することができる。

（山本由利子）

Part 1　ストーマの基礎知識

ストーマ用品

面板の形状と構造

1 | 面板の形状

- 面板の形状には、平面型、凸面型、凹面型がある（**図1**、**表1**）。

図1　面板の形状

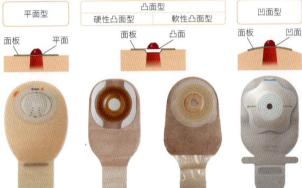

平面型	凸面型		凹面型
	硬性凸面型	軟性凸面型	

ノバライフ1 TRE（株式会社ホリスター）

モデルマフレックスFT 凸面ロックンロール（株式会社ホリスター）

エスティーム やわらか凸シャロー（コンバテック ジャパン株式会社）

センシュラ ミオ1 コンケーブ（コロプラスト株式会社）

表1　面板の型

❶平面型	・面板が平らな形状のもの ・ストーマ周囲の腹壁が平坦な場合やストーマに高さがある場合に選択できる ・凸面型よりも軟らかいため、くぼみや硬い腹壁に沿って密着させることができる
❷凸面型	・面板が凸面になっているもの。プラスチックのリング（凸型嵌め込み具）の硬さによって、「硬性凸面型」と「軟性凸面型」がある ・凸面の部分でストーマ近接部の腹壁を圧迫することで、面板の密着性が強化し、ストーマの高さを少し突出させることができる ・装具の凸面が、ストーマ近接部のどの部分をどの程度圧迫しているのかを確認して使用する ・面板を腹壁に当てて軽く圧迫したとき、めり込んでフィットするくらいに軟らかい腹壁に適応する
❸凹面型	・伏せたお椀のような形状をしている面板 ・傍ストーマヘルニアや肥満などで局所的に突出が強い腹壁の場合、平面型だと外縁部が浮き上がってしまうことがあるが、凹面型は丸みに追従して密着する

2 ｜ 面板の構造（図2）

❶全面皮膚保護剤
- 全面が皮膚保護剤のもので、外縁に向かって薄くなっているテーパーエッジのものと厚みがそのままのものがある。
- 面板の外縁部は厚みがあると下着の上げ下ろしなどで引っかかってめくれやすいため、テーパーエッジのように薄くなっているほうがめくれにくい。

❷外周テープ付き
- 全面皮膚保護剤よりさらに薄く柔軟性のあるテープのため、外縁部からめくれにくい。
- 外縁部にある骨突出や深い皺にも柔軟に追従できる。

図2　面板の構造

| 全面皮膚保護剤 | 外周テープ付き |

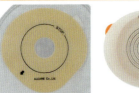 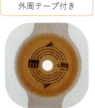

テーパーエッジ加工なし
ユーケアー・TD
（アルケア株式会社）

テーパーエッジ加工あり
ノバライフ2 TREリング
（株式会社ホリスター）

ニューイメージFWFテープ付
（株式会社ホリスター）

3 ｜ ストーマ孔（図3）

❶既成孔
- すでに孔があけられている面板。孔の形状は正円形で、サイズ間隔は5mmや3mmなどメーカーによって異なる。
- 主に正円形のストーマの場合に選択し、ストーマサイズより1～2mm大きめのサイズを選択する。

❷自由開孔
- 自由にはさみで孔をあけることができる面板。ストーマの形状が楕円形や不正形の場合に選択する。
- 最初にはさみの先端を入れるための小さい初孔（約12mm）があいているものが多い。
- 瘻孔用には初孔がないものもあるため、穴あけの際にストーマ袋を破損しないよう注意する。

❸自在孔
- ストーマサイズに合わせて柔軟性のある面板ストーマ孔を指で伸ばして成形することができる。
- 指で孔を広げた後、ある程度元の形状に戻ろうとする特徴がある。特に、基部より粘膜上部の大きいマッシュルーム型ストーマの場合に、孔を大きく広げて貼付すれば基部まで密着させることができる。

（山本由利子）

図3 ストーマ孔

既成孔の面板 穴をあけるの手間がない	自由開孔の面板 はさみで自由に穴をあける	自在孔の面板 指で伸ばして穴を成形する

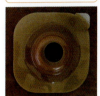
ニューイメージFTF凸面
（株式会社ホリスター）

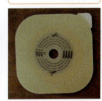
ニューイメージSFF平面
（株式会社ホリスター）

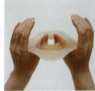
ノバ２Ｘ３リング
（株式会社ホリスター）

COLUMN

ストーマ装具・ケア用品の自己負担額

ストーマ保有者の9割は、自己負担でストーマ装具・ケア用品を購入している。

1か月当たりの負担額（公的補助を除いた額）は、5,000円未満が最も多かった。「1～5,000円」（40.2％）、「5,000～10,000円」（22.2％）、「10,000～15,000円」（14.5％）、「15,000～20,000円」（7.3％）。「0円」10.6％であったことから公的補助だけで自己負担がない人が1割いることがわかる。

ストーマ種類別では、「大腸ストーマ」「尿路ストーマ」は5,000円未満が最も多く、「小腸ストーマ」は「1～5,000円」と「5,000～10,000円」「10,000～15,000円」がほぼ同じ割合で多かった。

（NPO法人Stoma Image Project：ストーマ保有者の困った経験実態調査2020，より）

Part 1 ストーマの基礎知識

ストーマ用品

二品系接合部

1 | フランジ構造（図1）

❶固定型
- 面板にフランジが固定されているもの。フランジ部分の硬さでその内側の腹壁を安定させることができる。
- 凸面を使わずに近接部に平面を維持する目的で、固定型のフランジを選択する場合もある。腹圧をある程度かけないと接合しにくい。

❷浮動型
- 面板からフランジが離れた構造のもの。腹圧をかけなくても接合できることから、術直後や腹水などの合併症時に選択される。
- 固定型より面板は柔軟で、面板が曲がっても接合部が外れない。

図1 二品系接合部のフランジ構造

固定型	浮動型
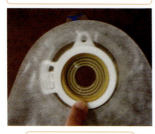	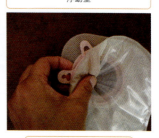
固定型のフランジの断面図	浮動型のフランジの断面図

2 | 接合方式（図2）

❶嵌め込み式
- 面板とストーマ袋側のフランジの凹凸を圧迫して接合するもの。固定型フランジではある程度腹圧をかけてもらう必要がある。
- 嵌合方法によって1か所から順番に指を滑らせながら嵌め込むなど、製品によって取り扱いのポイントがある。
- フランジは厚みがあり、ロックのかかる構造のものもある。

❷粘着式
- 面板のプレートにストーマ袋側の粘着部分を貼付するもの。
- フランジに厚みがなく、貼付後は単品系装具のように使える。

図2 二品系接合部の接合方式

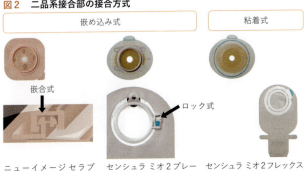

ニューイメージ セラプラス
（株式会社ホリスター）

センシュラ ミオ2プレートバッグ
（コロプラスト株式会社）

センシュラ ミオ2フレックスプレート フレックスバッグ
（コロプラスト株式会社）

3 | 面板の柔軟性

- 柔軟性には、面板の皮膚保護剤の硬さと厚み、皮膚保護剤表面のフィルムの硬さ、凸面型嵌め込み具の有無と硬さ、接合方式などが影響している（表1）。
- 柔軟性の程度については、面板を手で曲げたり、個々の腹壁に当てて確認する（図3）。

（山本由利子）

表1　面板の柔軟性に影響するもの

装具の部位	要因
皮膚保護剤	硬さ、厚み
皮膚保護剤表面のフィルム	硬さ
フランジ	有無
接合部	接合方式*
凸型嵌め込み具	有無、硬さ

＊接合方式は固定型のほうが浮動型より面板が硬い。

図3　面板の柔軟性の確認方法
●面板を指で曲げてみる

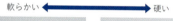
軟らかい ← → 硬い

単品系

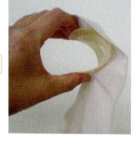
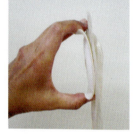

二品系

接合方式：浮動型　　接合方式：固定型

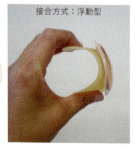
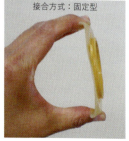

Part 1 ストーマの基礎知識

ストーマ用品

ストーマ袋の構造

1 | ストーマ袋の種類

❶消化管用開放型
- 排出口が開放されているもので、メーカーによって排出口の幅や方法が異なる。

❷消化管用閉鎖型
- 排出口が閉鎖されているもので、排泄物が溜まるたびに交換する。
- 単品系装具の場合、剥離刺激による皮膚障害回避のために排便が1日1回程度の場合に使用する。

| 消化管用開放型 | 消化管用閉鎖型 |

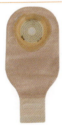
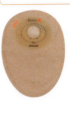

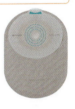

ノバライフ1
(株式会社ホリスター)

モデルマフレックス
SFロックンロール
(株式会社ホリスター)

ノバライフ1
ミニクローズ
(株式会社ホリスター)

センシュラ1
クローズ
(コロプラスト株式会社)

❸尿路用
- 尿を排出するため、排出口が管状で、袋には逆流防止弁が付いている。逆流防止弁は、感染防止のため下方に溜まった尿がストーマ口付近に戻らないようにする。

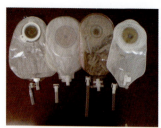
排泄口が管状になっている。

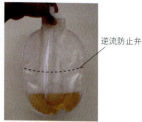
逆流防止弁

逆流防止弁の機能により、袋を逆さまにしても尿が戻らない。

2 | 排出口の種類

❶閉鎖具分離型
- 消化器系装具で閉鎖具が別付けになっている。別付けのクリップやクランプのほか、手指の巧緻性や認知機能に応じて市販のバインダークリップや輪ゴムなどで留める場合もある。

❷閉鎖具一体型
- **巻き上げ式**：ほとんどの消化器系装具に付帯しており、メーカーによって巻き上げの回数、幅、閉鎖方法が異なる。回腸ストーマでも閉鎖具一体型を選択できる。
- **キャップ式**：回腸ストーマ用、尿路ストーマ用で、排出口が管状になっていてキャップで開閉する。回腸ストーマ用は固形物が排出できるように内径が広い。
- **コック式**：尿路ストーマ用で、コックをひねって排出する機能になっている。接続管を付けても閉鎖できるため、男性でズボンの前から排出したいときに活用できる。

（山本由利子）

Part 1 ストーマの基礎知識

ストーマ用品

ストーマ装具選択の基準

- エビデンスのあるストーマ装具選択の方法として、ストーマ装具選択基準を使用する方法がある。
- ストーマ装具選択が適切に行われることを目的に、ストーマ装具分類、ストーマ・フィジカルアセスメントツール、ストーマ装具選択基準の3種類のツールが作成されている。

1 | ストーマ・フィジカルアセスメントツール（表1）

- ストーマおよび周囲を、臥位、座位、前屈位をとって実施する。その際、なぜその項目をこの姿勢でアセスメントする必要があるのかを考えながら行う。
- 面板ストーマ孔は、最大径となる縦径は臥床時、横径は座位時にサイズ測定し、ストーマの最大径プラス1～2mmで穴あけする。
- 主観的評価だった腹壁の軟らかさは、座位での縦指の沈み込みで客観的にアセスメントし、面板の柔軟性の選択に活用する（図1）。

表1 ストーマ・フィジカルアセスメントツール

評価段階	アセスメント項目	方法
Step1 仰臥位 （下肢を伸展させる）	ストーマの形状	ストーマを正円か非正円に分類する
	ストーマのサイズ（縦径）	縦径をミリ単位で計測する
	ストーマの高さ	皮膚から排泄口までの高さをミリ単位で計測する
	ストーマ周囲皮膚4cm以内の手術創、瘢痕、骨突出、局所的膨隆	観察
Step2 座位 （足掌を床につける）	ストーマ周囲4cm以内の腹壁の硬度	2本の指でストーマ周囲腹部を押し、指の沈む程度で硬い・普通・軟らかいの3段階に分類する（図1）

（次頁につづく）

評価段階	アセスメント項目	方法
Step3 前屈位 (背筋の緊張を解き30度以上前傾し、なおかつ患者が日常生活でよくとる体位)	ストーマサイズ（横径）	横径をミリ単位で計測する
	ストーマ外周4cm以内の皮膚平坦度	ストーマ周囲の陥凹型、平坦型、山型に分類する（図2）
	ストーマ外周4cm以内の連結しない皺	ストーマに連結しない皺、または皮膚の陥凹が最も深くなる部分を計測する
	ストーマ外周4cm以内の連結する皺	ストーマに連結する皺、または皮膚の陥凹が最も深くなる部分を計測し、無・浅・深に分類する
Step4	ストーマの種類	病歴で確認
	排泄物の性状	観察して記録する

■記録用紙

	記録	判定方法
ストーマの種類	消化器系（コロストミー/イレオストミー）・単孔式/双孔式・泌尿器系	
排泄物の性状	有形泥状・水様・尿	
ストーマ所見	ストーマの形状：正円・非正円 突出・非突出	ストーマの高さが10mm以上：突出 9mm以下：非突出
	ストーマのサイズ：縦（mm）、横（mm）、高さ（mm）	
ストーマ周囲4cm以内の腹壁・皮膚の状況	手術創、瘢痕、骨突出、局所的膨隆：無・有	
	硬度：硬い・普通・軟らかい	硬い：1縦指以下の沈み 普通：1縦指以上の沈み 軟らかい：2縦指以上の沈み
	皮膚平坦度：山型・平坦型・陥凹型	
	連結しない皺：無・有	無：0～4mm、有：5mm以上

	記録	判定方法
ストーマ周囲4cm以内の腹壁・皮膚の状況	連結する皺：無・浅・深	無：0〜2mm、浅：3〜6mm 深：7mm以上

山田陽子, 松浦信子, 末永きよみ, 他：適正なストーマ装具選択のためのストーマ・フィジカルアセスメントツール作成の試み. 日本ストーマ・排泄リハビリテーション学会誌 2009；25（3）：121-122. より体裁のみ一部改変して転載

図1　腹壁の硬度

A　硬い
1縦指以下の沈み

B　普通
1縦指以上の沈み

C　軟らかい
2縦指以上の沈み

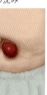
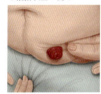

座位の状態で、示指と中指を揃えて垂直にストーマ周囲皮膚4cm以内の腹壁を押し、指の沈む程度で腹壁の硬度を分類する。
山田陽子：ストーマ管理条件のアセスメントツール. 穴澤貞夫, 大村裕子編著, ストーマ装具選択ガイドブック. 金原出版, 東京, 2012：41. を参考に作成

図2　皮膚の平坦度

A　山型
周囲皮膚より突出

B　平坦型
周囲皮膚と同じ

C　陥凹型
周囲皮膚より下がっている

山田陽子：ストーマ管理条件のアセスメントツール. 穴澤貞夫, 大村裕子編著, ストーマ装具選択ガイドブック. 金原出版, 東京, 2012：41. を参考に作成

2 | ストーマ装具選択基準（表2）

- ストーマ装具選択基準では、ストーマ周囲のフィジカルアセスメントを行い、その結果とストーマ装具選択基準の項目とを照らし合わせて選択可能なストーマ装具の種類を導き出す。
- 導き出されたストーマ装具の種類について、エビデンスレベルの強いもの、共通点の多いものを絞り込んでから実際の製品を選択する。

表2 ストーマ装具選択の基準
●選択する：A1（9項目）

1	結腸ストーマと回腸ストーマには消化管ストーマ装具を選択する 尿路ストーマには尿路ストーマ装具を選択する
6	回腸ストーマと尿路ストーマには耐久性が中期用から長期用の皮膚保護剤を選択する
12	消化管ストーマには開放型ストーマ袋を選択する 尿路ストーマには尿路用ストーマ袋を選択する
34	水様便と尿には耐久性が中期用または長期用の皮膚保護剤を選択する 有形便には耐久性が短期用または中期用の皮膚保護剤を選択する
40	尿には尿路用ストーマ袋を選択する。水様便と有形便には開放型ストーマ袋を選択する
115	ストーマ周囲皮膚が陥凹していれば凸型装具を選択する ストーマ周囲皮膚が山型あるいは平坦型であれば平板装具を選択する
117	ストーマ周囲皮膚が陥凹していれば硬い面板を選択する。山型であれば軟らかい面板を選択する
143	ストーマに連結する皺がある場合には凸型装具を選択する
145	ストーマに連結する皺がある場合には硬い面板を選択する

●選択することを推奨する：A2（17項目）

3	結腸ストーマと尿路ストーマには平板装具を選択することを推奨する 回腸ストーマでは凸型装具を選択することを推奨する
5	回腸ストーマと尿路ストーマには硬い面板を選択することを推奨する 結腸ストーマには軟らかい面板を選択することを推奨する
8	回腸ストーマにはアクセサリーを使用することを推奨する

29	有形便、水様便には消化管用ストーマ装具を選択することを推奨する 尿には尿路用ストーマ装具を選択することを推奨する
31	尿と有形便には平板装具を選択することを推奨する。水様便には凸型装具の面板を選択することを推奨する
33	水様便には硬い面板を選択することを推奨する。有形便には軟らかい面板を選択することを推奨する
36	水様便にはアクセサリーを使用することを推奨する
49	正円のストーマには既成孔を選択することを推奨する。非正円のストーマには自由開孔を選択することを推奨する
50	非正円のストーマにはアクセサリーを使用することを推奨する
59	突出ストーマには平板装具を選択することを推奨する。非突出ストーマには凸型装具を選択することを推奨する
78	ストーマから4cm以内に瘢痕等ある場合、アクセサリーを使用することを推奨する
89	軟らかい腹壁には硬い面板を選択することを推奨する
103	大きいストーマサイズ（35mm以上）には軟らかい装具を選択することを推奨する
104	大きいストーマサイズ（35mm以上）には耐久性が短期用の皮膚保護剤を選択することを推奨する
121	ストーマ周囲が陥凹しているストーマにはベルトを使用することを推奨する
134	ストーマ外周4cm以内の連結しない皺がある場合には、アクセサリーを使用することを推奨する
149	ストーマに連結する深い皺がある場合には、ベルトを使用することを推奨する

●選択することを考慮する：B（10項目）

9	回腸ストーマと尿路ストーマにはベルトを使用することを考慮する
21	双孔式ストーマには自由開孔を選択することを考慮する
35	水様便には自由開孔を選択することを考慮する。尿には、既成孔を選択することを考慮する
37	尿、水様便にはベルトを使用することを考慮する

（次頁につづく）

87	硬い腹壁に平板装具を使用することを考慮する。軟らかい腹壁には凸型装具を選択することを考慮する
100	大きいストーマサイズ(35mm以上)には単品系を選択することを考慮する
105	大きいストーマサイズ(35mm以上)には自由開孔を選択することを考慮する
118	ストーマ周囲が陥凹しているストーマには耐久性が中期用の皮膚保護剤を使用することを考慮する
120	ストーマ周囲が陥凹している、あるいは山型のストーマにはアクセサリーを選択することを考慮する
148	ストーマに連結する皺がある場合には、アクセサリーを選択することを考慮する

大村裕子, 秋山結美子, 石澤美保子, 他:社会復帰ケアにおけるストーマ装具選択基準の一提案. 日本ストーマ・排泄リハビリテーション学会誌 2009;25(3):140-141. より引用

3 | 局所要因以外のストーマ装具選択の目安

❶脆弱な皮膚
- 高齢者や新生児、皮膚疾患等で皮膚が脆弱な場合は、粘着力の強いタイプや硬く圧迫しすぎるタイプのものには注意し、皮膚状態の継続的評価を行う。

❷全身状態
- 全身状態不良や加齢などでセルフケアができない場合、本人以外のケア支援者が取り扱いやすいものを選択するよう考慮する。
- 不透明な単品系装具は、ストーマが見えないため貼付しにくい。また、二品系装具でストーマ袋だけ外して排泄物の処理を行う場合もある。

❸指先の巧緻性
- 指先の巧緻性に問題がある場合は、取り扱いの簡便なものを選択する。
- 患者や製品によって取り扱いの難易度には違いがあるため、実際に操作してから検討する。
- 高齢者だからという漠然とした条件で判断しないようにする。

❹視力障害
- 弱視や視力障害があると、見て確認する部分を触れて確認することにな

るため、触れてわかるような接合部や排泄口のものを検討する。
- 腹壁の形状やうつむくことができないなどでストーマを直視できない場合は、ストーマ装具選択だけでなく鏡の使用などの環境調整でも対応できる。

❺生活や趣味、好み
- 元の生活や仕事、服装や趣味、習慣等が継続できる装具かどうかを検討する。
- ストーマ袋の色は装具の密着には関連しないが、ストーマ袋内の排泄物が見えるかどうかは心理的に影響する。

(山本由利子)

> **COLUMN**
>
> ## ストーマ装具交換のセルフケアは年齢が影響
>
> ストーマ装具を「自分で交換している」オストメイトの割合は80.5％、「自分以外が交換」は19.4％であった。
>
> 年齢別に見ると、「自分で交換」の平均年齢は68.6歳であるのに対して、「自分以外が交換」「サポート併用」の平均年齢は75.0歳。高齢化がセルフケアに影響している。「自分で交換」の比率は80歳代以上で急に6割台に落ちていることから、80歳を境に装具交換のサポートが必要になってきていることがわかる。
>
> ストーマ種類別で見ると、セルフケアできていない人の53.7％がコロストミーで、24.4％がウロストミーであった。
>
> (照林社編集部)

Part 1 ストーマの基礎知識

ストーマ用品

ストーマ装具の取り扱いと評価

- ストーマ装具からの排泄物の漏れは面板の密着性だけが原因でなく、ストーマ装具を適切に扱えているかどうかも影響する。
- 装具の取り扱いが不適切な場合に遭遇することが多く、チェックリストなどで確認したうえでストーマ装具選択の評価をする（表1）。

表1　ストーマ装具漏れの要因チェックリスト

		内容
取り扱いの問題	面板	面板ストーマ孔が小さい
	スキンケア	皮膚に油分・水分、汚れが残っている
	貼り方	皺のまま貼っている
		真ん中がずれている、ストーマ粘膜の上に重なっている
		貼付後によくなでつけない・すぐに動いた
	剥離紙	剥離紙を剥がしていない
	貼付期間	貼付期間が長すぎる（　　　日）
	ストーマ袋	ストーマ袋に排泄物を溜めすぎている
		ストーマ袋を折りたたんでいる
		ねっとり便が下りない
	外力	ストーマ袋をひっぱっている
	保管	冷えている（寒冷期・冷蔵庫保管）
		熱変性している（炙った）
		劣化している（使用期限切れ）
全身的要因	状態	具合が悪い
	加齢	指先の巧緻性の低下
		視力低下
		ケア方法を間違いやすい

		内容
全身的要因	体型	円背
		体重が増えた・減った
局所的要因	ストーマ	高さが低い
		大きすぎる
	周囲の状態	合併症がある（　　　　　）
		周囲に平面がない
		周囲に皮膚障害がある

山本由利子：高松ストーマケア・創傷ケア検討会認定資格 ストーマ装具エキスパート3級 実習資料，高松ストーマケア・創傷ケア検討会，香川，2023：2．より引用

❶密着性
- 排泄物の近接部への付着が約1cm以内になるようにストーマ装具と交換間隔を検討する。
- 回腸ストーマの場合、排泄物で皮膚障害を起こしやすいため、付着範囲は0.5cm以内が望ましい。装具が漏れないまでも、面板の端まで排泄物が付着した状態では、良好な管理ができているとはいえない。

❷安全性
- 頻度としては少ないが、ストーマ装具による皮膚障害として剥離刺激による皮膚剥離や凸型嵌め込み具の過剰な圧迫による皮膚障害を起こす場合がある。
- 外縁部が皮膚とこすれて色素沈着などの皮膚障害を起こすことがある。

❸快適性
- 長時間座位姿勢のトラック運転手や前傾姿勢が多い農作業、静かな環境の教師など、職業によって目立ちにくさや袋のこすれる音の低さなど、ストーマ装具に求められる機能は異なる。個々の生活に合っているかどうかを継続的に評価する必要がある。

❹経済性
- 新製品や高価なストーマ装具が誰にでもよい評価を受けるとは限らない。
- 密着性を維持できるストーマ装具を選択したら、経済性を再考することも必要である。

（山本由利子）

Part 1 ストーマの基礎知識

ストーマ用品

皮膚保護剤の概要

- 皮膚保護剤はストーマ装具の面板の接皮面のもので、「排泄・分泌物の皮膚接触を防止し皮膚を生理的状態に保つ作用がある吸水性粘着剤」と定義されている。

1 | 皮膚保護剤の作用

①**粘着作用**：皮膚に粘着することで排泄物が皮膚に付着したり、外に漏れ出したりすることを防止する。
②**吸水作用**：皮膚からの不感蒸泄を吸水することで皮膚の浸軟を防止する。
③**pH緩衝作用**：アルカリ性の消化液や排泄物から、生理的中性の弱酸性に維持する。
④**細菌繁殖阻止作用**：細菌の増殖を抑える。

2 | 皮膚保護剤の構造・組成と分類

1 皮膚保護剤の構造
❶ゲル系
- 医工学的に、親水性ポリマーであるカラヤガムの粉末をグリセリン等でゲル化させたもの。

❷ポリマーブレンド系
- 医工学的に、親水性ポリマーの粉末を水に対して溶解・吸収・膨潤などの相互作用をしない疎水性ポリマーで練り固めたもの。

2 皮膚保護剤の組成
❶親水性ポリマー
- 皮膚保護剤のおよそ20％以上を占める。
- 皮膚保護性を担っており、吸水作用、粘着作用、pH緩衝作用がある。
①カラヤガム（K）：粘着作用、吸水作用、高いpH緩衝作用・静菌作用がある。
②カルボキシメチルセルロース（CMC：C）：高い粘性、被膜形成能、接着性がある。

③ペクチン（P）：ゲル化、増粘安定性がある。
- そのほか、ゼラチン（G）、親水性ファイバー（F）などがある。

❷疎水性ポリマー
- 粘着力や耐久性を担っており、配合成分によって粘着力や吸水時の変化が異なる。
① ポリイソブチレン（PIB：b）：吸水すると型崩れするため、溶解する。
② スチレン・イソプレン・スチレン（SIS：s）：比較的粘着力が強く、弾性体のため吸水すると膨潤する。
- そのほか、エチレン・酢酸ビニル・コポリマー（EVA：e）、疎水性ファイバーなどがある。

3 皮膚保護剤の分類
- 成分別に分類したポリマーブレンド系皮膚保護剤成分分類（JSSCR分類）がある（表1）。
- 親水性を大文字、疎水性を小文字として、CPb系、VAbf系などと表記される。皮膚保護剤選択の際の参考や、皮膚障害発生時の成分確認に使用する。

（山本由利子）

COLUMN
用語の解説

- カラヤガム：インド産の樹木の樹液から取れる複合多糖類。pH4.5～4.7。高い吸収性・保水性。緩衝作用・静菌作用に優れる
- CMC：亜硫酸パルプから化学反応によって製造される
- ペクチン：柑橘類、りんごなどの加工工場で副産物として皮などから抽出製造される多糖類誘導体
- ゼラチン：コラーゲンを含む動物質から温水で抽出して製造される多糖蛋白質の混合物
- ポリイソブチレン（PIB）：石油の中に含まれるイソブチレンを重合して製造される。PIBの使用により粘着性、柔軟性に優れた皮膚保護剤を製造できる
- SIS：一般に熱可塑性エラストマーと呼ばれる。SISの使用により、耐水性、耐久性に優れた皮膚保護剤の製造が可能になる

(吉川隆造：ストーマ装具の医工学．ストーマ装具選択ガイドブック．金原出版、東京，2012：72．)

表1　ポリマーブレンド系皮膚保護剤 成分分類【JSSCR分類】　2025

親水性ポリマー ＼ 疎水性ポリマー	なし	b:PIB（ポリイソブチレン）	s:SIS（スチレン・イソプレン・スチレン）	b:PIB s:SIS	b:PIB s:SIS e:EVA（エチレン・酢酸ビニル・コポリマー）
K:カラヤガム	K系				
K:カラヤガム P:ペクチン		KPb系		KPbs系	
C:CMC P:ペクチン		Cb系 Pb系	Cs系		
C:CMC P:ペクチン		CPb系	CPs系	CPbs系	
C:CMC P:ペクチン G:ゼラチン		CPGb系		CPGbs系	
C:CMC P:ペクチン G:ゼラチン F:親水性ファイバー		CPGFb系			
C:CMC P:ペクチン G:ゼラチン V:カルボキシビニルポリマー H:ヒドロキシエチルセルロース					
C:CMC P:ペクチン G:ゼラチン H:ヒドロキシエチルセルロース				CPGHbs系	CPGHbse系
V:カルボキシビニルポリマー A:ポリアクリル酸ナトリウム					
V:カルボキシビニルポリマー H:ヒドロキシエチルセルロース					

- この表は、製品選択の参考のため、各種皮膚保護剤の素材を大まかに整理・分類することを目的としている。そのため、微量の成分をすべて表記するものではない。アレルギー対策に際しては、この表を利用すると同時に、アレルゲンの含有について、各企業への確認も併せて行うことを推奨する。
- 本分類は近年の皮膚保護剤の進歩により吉川分類（用語集第3版掲載）を基礎として発展させたものである　© 2025 JSSCR.

b:PIB s:SIS e:EVA m:polybutene and aliphatic hydrocarbon mixture（ポリブテンおよび脂肪族炭化水素混合物）	b:PIB s:SIS f:疎水性ファイバー	b:PIB e:EVA	b:PIB f:疎水性ファイバー	b:PIB h:水素添加SBR（スチレン・ブタジエンゴム）	e:EVA m:polybutene and aliphatic hydrocarbon mixture
		KPbe系			
	CPbsf系	CPbe系	CPbf系	CPbh系	
		CPGbe系			
CPGVHbsem系					
	VAbsf系		VAbf系		
					VHem系

表記方法について

1. 親水性ポリマーとして配合されているものをアルファベットの大文字、疎水性ポリマーとして配合しているものを小文字で表記する。
2. 記載順序は、親水性ポリマーを優先し、疎水性ポリマーを続けて表記する。

日本ストーマ・排泄リハビリテーション学会編：資料1－①．ストーマ・排泄リハビリテーション学用語集 第5版，照林社，東京，2025：172-173．より引用

Part 1 ストーマの基礎知識

ストーマ用品

皮膚保護剤の選択

- 皮膚保護剤の成分や配合の割合によって耐久性や膨潤・溶解の状態が異なるが、貼付期間は左右されない。
- 面板としての耐久性や皮膚保護剤の皮膚保護性を考慮して選択する。

1 │ 耐久性

❶短期用（図1）
- 装着期間1～3日と短く、粘着力が弱く、皮膚保護剤が薄く軟らかい。
- 主な成分はKPb系、ポリマーブレンド系のCPb系、CPGFb系が該当する。
- 皮膚への剥離刺激や違和感が少ない。有形便の結腸ストーマや皮膚が脆弱な場合、患者が短期使用を希望する際に選択する。ただし、1日複数回の交換では短期用でも剥離刺激が強いため皮膚障害を起こす可能性がある。

❷中期用（図2）
- 装着期間が3～5日のもので、短期用と長期用の中間タイプである。
- 皮膚保護剤の成分と面板の形状の特性によって中期用として使用できることから、さまざまなものがある。
- 社会復帰装具を選択する場合、ファーストチョイスとして選択できる。

❸長期用（図3）
- 装着期間が5～7日のもので、粘着力が強く、皮膚保護剤は厚く硬い。
- 成分分類ではCs系やCPbs系のものである。
- 疎水性ポリマーのスチレン・イソプレン・スチレン（SIS）が配合されているものは、吸水すると溶解せずに膨潤する特徴をもつ。
- 回腸ストーマや水様便、患者が長期連用を希望する場合に選択する。

（山本由利子）

図1 短期用装具の例

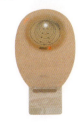

ノバライフ1
(株式会社ホリスター)

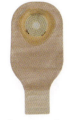

モデルマフレックスSF
ロックンロール
(株式会社ホリスター)

図2 中期用装具の例

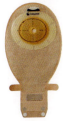

センシュラ1
(コロプラスト株
式会社)

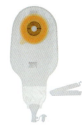

イレファイン D・キャップ
フラット
(アルケア株式会社)

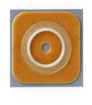

バリケア ナチュラ フランジ
(コンバテック ジャパン株
式会社)

図3　長期用装具の例

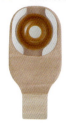

左：モデルマフレックスFT 凸面ロックンロール
　　（株式会社ホリスター）
右：デュラヘーシブ ナチュラMCフランジ
　　（コンバテック ジャパン株式会社）

2 | 配合成分

- 皮膚保護剤のポリマーとは別に、皮膚保護剤による皮膚刺激や剥離刺激による皮膚障害を低減することを目的にセラミドなどの保湿因子が配合されているものがある。
- 皮膚が脆弱な場合や皮膚障害の予防などニーズに合わせて選択する。

3 | 糊残り

- 皮膚保護剤は、汗などの水分を吸収すると白く膨潤する。
- 製品や患者の皮膚状態によって皮膚保護剤が崩壊し皮膚に固着して残ることがある。
- 残る量によっては粘着剥離剤を使用する手間もあるため、発汗が多い場合は糊残りの有無も考慮して選択する。

Part 1 ストーマの基礎知識

ストーマ用品

ストーマ装具の種類と使い方

1 | 皮膚保護剤の種類

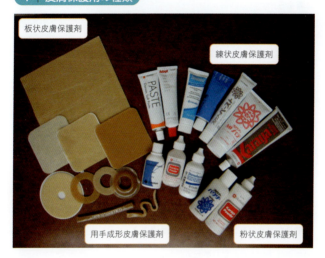

板状皮膚保護剤

練状皮膚保護剤

用手成形皮膚保護剤

粉状皮膚保護剤

❶板状皮膚保護剤
- 支持体があるため、硬さと耐久性がある。シート状やリング状、スティック状があり、皺やくぼみの形に切って使用する。

❷用手成形皮膚保護剤
- 支持体がないため軟らかく、手で自由に形や厚みを変えることができる。
- はさみは使わないが、指先の力がある程度必要である。

❸練状皮膚保護剤
- 親水性ポリマーにアルコールやワセリンなどを加えた流動性のあるペースト状のもので、アルコール含有と非含有がある。

- アルコール含有のものは、非含有のものと比較して耐久性や使用時の軟らかさがある。ただし、アルコールによる皮膚刺激性があるため、貼付前に皮膚の状態をアセスメントし、アルコールを揮発させる必要がある。

❹粉状皮膚保護剤
- 親水性ポリマーを粉状にしたもので、水分を吸収するとゲル状になり粘着する。
- びらん部の滲出液を吸収するため、少量散布後に面板を貼付できる。

2 皮膚保護剤の使い方

- ガラス板を2枚合わせただけでは接着しないが、その間に水を垂らすと表面張力や大気圧で接着する。この原理で、粘着力は接触面積に比例する。
- 流動性をもった粘着剤が、皮膚のキメの凸凹に次第になじむことで、接触面積が広くなり粘着性が増加する。
- 面板の粘着力の判断は、時間経過が必要なことと患者個々の皮膚表面の状態に左右されるため、指で面板を触った感触で判断はできない。

❶水分・油分のない皮膚に貼付する
- 皮膚保護剤は水分があると粘着しないため、皮膚の水分を押さえ拭きして乾いたことを確認してから貼付する。
- 粘膜やストーマ肉芽腫、滲出液や出血があると粘着力が落ちる。また、軟膏など油分を含むものも粘着力が落ちる。

❷皮膚保護剤を柔軟にしておく
- 皮膚保護剤は温かいと軟らかくなり、粘着性が高くなる。そのため、寒冷期ではポケットなどに入れて人肌程度に温めて軟らかくなった皮膚保護剤を当て、腹壁に追従すると粘着しやすい。

❸貼付直後、近接部からなでつける
- 貼付直後は粘着力が弱いため、皮膚のキメになじませるようによくなでつけるとよい。
- 排泄がある前に近接部の皮膚保護剤が粘着していれば漏れを減らすことができる。
- 叩くように押さえるのではなく、なでるように押さえる(**図1**)。

(山本由利子)

図1　粘着力をより高める貼付方法

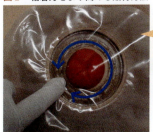

- 近接部を指でなでるように押さえて、皮膚保護剤を貼付する
- 貼付後に掌で押さえて温める
- 貼付後の運動は避ける

> **COLUMN**
>
> ## 皮膚保護剤の歴史
>
> 　皮膚保護剤がストーマ管理に使われるようになったのは、アメリカのET制度に貢献したTurnbullが偶然にカラヤガムがストーマ管理に有用であることを見出して以来である。
>
> 　カラヤガムはゴムの木の樹液から取れるコロイド多糖類で、水分や汗を吸収して膨潤する性質をもっている。もともとは義歯の接着剤として使われていた。
>
> 　カラヤガムがアメリカのホリスター社から市販されたのは1964年であったが、当時は標準的にストーマ管理に使用されることはなかった。
>
> 　日本では1974年に東京衛材研究所（現・アルケア株式会社）が、国産として初めて「カラヤリング®」を発売した。それ以来、正しい使用方法が普及し、スキントラブル発生時や回腸ストーマ管理に標準的に使われるようになった。
>
> 　ただ、カラヤガムは吸水性が高く温度に不安定で、粘着力が弱く耐久時間が短いというデメリットがあった。そのため長期連用には向かなかった。
>
> 　カラヤガムと比較して粘着性が強化され、低吸収性、温度に対する安定性の高いストーマヘイシブがアメリカのスクイブ社から発売されたのは1967年のことであった。
>
> （照林社編集部）

Part 1　ストーマの基礎知識

Part 1 ストーマの基礎知識

ストーマ用品

その他のストーマ用品

1 | ストーマ装具用ベルト（図1）

- ストーマ装具をゴムの力で腹壁に密着させるもの。
- 深い皺で面板が浮き上がる場合や激しい農作業時などに使用する。
- ベルトは面板やストーマ袋にある接合部に嵌め込んで使用するが、メーカーによって2点固定や4点固定などの固定数や孔の形状、面板からの距離などの違いがあり、使いやすさが異なる。
- 嵌め込みにくい場合は、接合部を挟み込むマルチタイプのものもある。

図1 ストーマ装具用ベルト

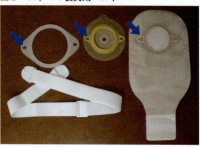
面板・ストーマ袋のベルトアダプターと接続する。

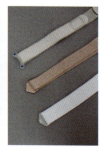
メーカーによってベルトの接続部の形状が異なる。

2 | ストーマ袋カバー

- ストーマ袋は水を通さない素材のため直接皮膚に接触すると湿気で肌に貼りつき不快になる。肌ざわりをよくするためにストーマ袋の肌側には不織布が付いているが、大量に汗をかく可能性があるときにはストーマ袋にカバーをかける。
- ストーマ袋を目隠しする目的で使用する場合もある（図2）。

図2 ストーマ袋カバー

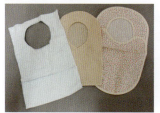
手作りや市販品のカバーの例。

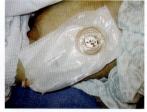
汗取りを目的としたカバーの例。二つ折りにしたガーゼをフランジのサイズに合わせてストーマ袋の下に置いた。

3 ストーマ用腹巻・ストーマ用下着

- 体動で揺れるストーマ装具を押さえる、汗を吸収させるなどの目的で使用される。
- 必ずしも専用のものを使用する必要はなく、市販品の腹巻や下着に穴をあけて使用してもよい。

4 ストーマヘルニア用ベルト・ストーマヘルニア用補正下着

- 傍ストーマヘルニアは、押さえても治癒するわけではないが、腹圧が強くかかる状況が継続すると、腹筋の裂け目（ヘルニア門）が拡大してヘルニアが悪化する。
- そこで、腹筋の代わりとなって支えヘルニアを拡大させない目的で使用される。
- 面板外縁を押さえるため密着性の強化が期待できる（**図3**）。

図3　ストーマヘルニア用ベルト

ストーマアクティブベルト
(コロプラスト株式会社)

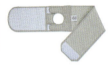
パラストーマベルト
(アルケア株式会社)

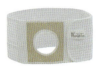
MMIストーマベルト
(村中医療機器株式会社)

5 ｜ ストーマ用洗腸用具

- ストーマから洗腸するための用具で、洗腸液を入れて流量を調整する洗腸液袋と、円錐形の注入アダプター、トイレの便器の端までの長さのある洗腸スリーブがある（**図4**）。
- 1～2日に1回実施することで、24～48時間程度は排便がなく、日中の不意な排便が減少することから小さく目立ちにくいストーマ装具だけで過ごすことができる。

図4　ストーマ用洗腸用具

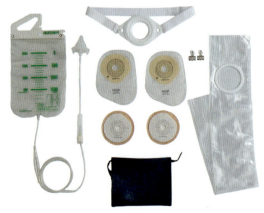

コロクリン PC（アルケア株式会社）

6 | 尿路ストーマ袋用蓄尿袋

- 夜間に接続する大きい容量のベッドサイド用の蓄尿袋（図5）。付属のベルトで大腿や下腿に固定する。
- 膀胱留置カテーテル用として市販されているものを使用することが多く、汚染具合や経済的配慮から約2週間程度で交換する場合が多い。
- 立位で尿が処理できない場合や長時間処理できない場合は下腿に蓄尿袋を装着することがある。

図5　尿路ストーマ袋用蓄尿袋

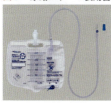
ウロガードプラス
（テルモ株式会社）

ウロナイトバッグ
（コロプラスト株式会社）

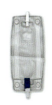
インケア・レッグバッグ
（株式会社ホリスター）

7 | 蓄便用排液バッグ

- 回腸ストーマで排便量が多い場合や水様便の場合に、口径の広い蓄便袋を使用することで頻回の排便処理を回避することができる（図6）。

図6　蓄便用排液バッグ

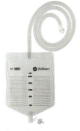
（株式会社ホリスター）

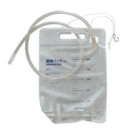
（アルケア株式会社）

8 | 皮膚被膜剤

- 皮膚被膜剤は、皮膚の表面に薄い膜をつくることで、水分や便の付着を防いだり剥離刺激を軽減するなどの効果がある（**図7**）。
- 皮膚保護剤外部のテープ等が付着する部分などに使用する。

図7　皮膚被膜剤の例とメカニズム

リモイス コート
（アルケア株式会社）

3M キャビロン
非アルコール性皮膜
（ソルベンタム合同会社）

エセンタ皮膚被膜剤
（コンバテック ジャパン株式会社）

コンバケア バリア
（コンバテック ジャパン株式会社）

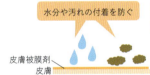

9 | 粘着剥離剤

- 面板を愛護的に剥離する際に使用するもので、成分によって界面作用型と粘着作用型がある（**図8**）。
- 界面作用型はシリコーンが主成分で、皮膚粘着剤と皮膚との隙間（界面）に入り込むことで剥がすことができる。
- 粘着作用型は油やアルコールが主成分で、皮膚粘着剤そのものを軟化・溶解することで剥がすことができる。
- シリコーン系の粘着剥離剤をテープの上から染み込ませるようにして使用しても効果的ではない。
- シリコーン系は油分が残らず揮発性が高いため、粘着テープをすぐに貼付でき、傷に染みにくいため現在広く使われている。しかし、引火性が

高いため、使用の際は十分注意する。

図8　粘着剥離剤

界面作用型	粘着作用型
シリコーン、シリコーン＋油 ・皮膚と面板の隙間に流し込むようにする ・上から塗っても効果がみられない	油、油＋アルコール ・粘着部分に染み込ませるようにする

左：3M キャビロン 皮膚用リムーバー
　　滴下ボトル
　　（ソルベンタム合同会社）
右：エセンタ粘着剥離剤
　　（コンバテック ジャパン株式会社）

左：プロケアー リムーバー（アルケア株式会社）
右：リムーブ（スミス・アンド・ネフュー株式会社）

10　ストーマ装具（面板）保護テープ

- 面板の外周に貼付するテープで、ストーマ用品として三日月型の薄い皮膚保護剤がある（**図9**）。サージカルテープで代用することもできる。

図9 ストーマ装具（面板）保護テープ

| サージカルテープ | 皮膚保護剤のテープ |

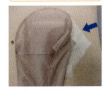
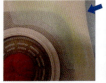

メクレガード テープ（アルケア株式会社）

セラプラス 外周シール（株式会社ホリスター）

ブラバ伸縮性皮膚保護テープ（コロプラスト株式会社）

11 ストーマ袋保護シート／ベルト（入浴用）

- 温泉など腹部を露出する場合、周囲の人からストーマ袋を見えにくくするための用品（**図10**）。
- 入浴時にも皮膚保護剤外縁部の数ミリが濡れるだけなので、入浴だけが原因で漏れることはない。

図10 ストーマ袋保護シート

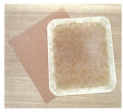
左から入浴用ウォーターガードシート（村中医療器株式会社）、バスラックシール（アルケア株式会社）

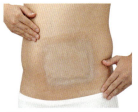
バスラックシール使用例

12 | 排泄物凝固剤（ストーマ袋用）

- 回腸ストーマのように多量な水分が排出される場合、水が跳ねる音が気になる場合などに使用する凝固剤。排出口から凝固剤を入れる。

13 | ストーマ袋用消臭潤滑剤

ストーマ袋内にべったり付着してしまい排泄口まで下りていかない性状の便の場合、便を滑らせるために潤滑剤を使用する（図11）。

図11 主なストーマ袋用消臭潤滑剤と使用方法

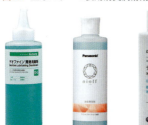

左より、デオファイン潤滑消臭剤（アルケア株式会社）、ニオフ消臭潤滑剤（コンバテック ジャパン株式会社）、デオール消臭潤滑剤（コロプラスト株式会社）。

●使用方法

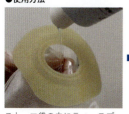

ストーマ袋の中にティースプーン1杯程度入れる。

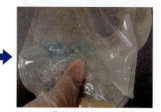

ストーマ袋をよく揉んで、潤滑剤が全体に行き渡るようにする。

14 | ストーマ袋用脱臭フィルター（図12）

- ストーマ袋に溜まった排ガスをできるだけ消臭して外気に逃がすもの。
- においの分子を、脱臭剤に使われる炭や小さな孔に吸着させて臭気を軽

減させる。

図12　ストーマ袋用脱臭フィルター

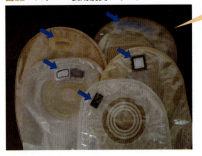

> ストーマ袋の上部に付いている

15 皮膚洗浄料

- 泡状、クリーム状、リキッド状のもの、ワイプタイプのものがある。
- ストーマ周囲の洗浄には市販の弱酸性泡洗浄料を使用することが多いが、ストーマ用では弱酸性で泡切れが速いなどの工夫がされている。

16 ストーマ用はさみ

- 面板ストーマ孔を円形に穴あけするため先の部分が弯曲しているはさみ（**図13**）。
- 必ずしも専用のはさみを使用する必要はなく、文房具用や乳児用の爪切り、鼻毛用などでも代用が可能である。
- 穴あけした際の切り口が滑らかになるようにするには、はさみの刃を面板と垂直にして、刃の根元付近で押し切るように上下させてカットする。

（山本由利子）

図13　ストーマ用はさみ

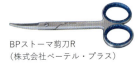

BPストーマ剪刀R
（株式会社ベーテル・プラス）

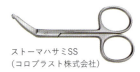

ストーマハサミSS
（コロプラスト株式会社）

Part 2

ストーマへの基本的なアプローチ

Part 2 ストーマへの基本的なアプローチ

術前教育の方法と留意点

- ストーマリハビリテーションは、患者がストーマ造設を告知された時点から始まり、患者と医療チームが相互に関係しながら促進していく。
- 術前から患者にアプローチし、相談に乗りながら必要な情報を提供することで、患者はストーマ造設後の日常生活や局所管理方法についてイメージすることができ、ストーマ造設の意思決定支援にもつながる。
- 術前教育を、いつ、誰が、どこで、どのようにして行うのか、各施設の医療チームで検討し、システムとして計画的に実施することが望ましい。**表1**に術前教育を実施する際の留意点を挙げる。

表1　術前教育を実施する際の留意点

実施前	・医師に患者・家族への説明内容、予定術式、ストーマの種類、手術予定日、手術への同意の有無を確認する ・患者の病態やストーマ造設の目的を把握する ・患者が医師からストーマ造設の必要性について説明を受けていることを確認する ・患者が術前教育を受けることに同意していることを確認する
実施	・プライバシーの保てる場所で行う ・十分な時間を確保する ・可能であればキーパーソン、家族、主介護者に同席してもらう ・一方的な説明ではなく、質問はないか問いかけながら行う ・小冊子を渡し、帰宅後に疑問があれば相談するように伝える
実施後	・医療チームで情報を共有する ・術後のストーマケア計画につなげる

①事前の情報収集
- 術前教育を行う看護師は、患者と面談する前に患者・家族への説明内容、予定術式、ストーマの種類、手術予定日、手術の同意の有無を医師に確認し、患者の病態やストーマ造設の目的を把握しておく必要がある。

②前提条件
- 術前教育を実施する前に、患者は医師からストーマ造設の必要性について説明を受けていること、患者および家族が術前教育を受けることに同意していることを確認する。

③対象
- 対象は、ストーマ造設予定の患者とその家族である。ただし、患者が他施設に入所している場合は、施設の看護師や介護者が同席することもある。
- 可能な限り患者のキーパーソンには同席してもらう。

④実施時期・時間・場所
- 対象の身体的・心理的な状態を考慮し、実施時期・時間・場所を調整する。
- 術前教育の実施時期は、ストーマ造設の必要性を告げられたときから入院前までの期間で、患者・家族の希望を聞いて調整する。
- 病名やストーマ造設を告げられた日は、衝撃を受けパニックになっていることもある。落ち着いて相談できるタイミングで行う。
- 術前教育は個別的な相談と情報提供を行うため、少なくとも60分程度の時間を確保し、プライバシーの保てる場所で実施する。
- 術前教育は時間、場所、ストーマケアの専門職等の人員確保が必要なため、一般のストーマ外来と同様に予約管理システムを活用するのもよい。

⑤教育ツール
- 術前教育では、ストーマ装具、ストーマの模型や人形を見せながら説明することで、患者・家族のイメージがつきやすい。
- 術式が確定している場合は、クリニカルパスを提示してもよい。
- 補足の視聴覚教材として、小冊子や動画がある。
- 患者がソーシャル・ネットワーキング・サービス（SNS）やインターネットなどを利用する場合は、正しい情報が掲載されたサイトを紹介する。

⑥術前教育の方法
- 術前教育は、患者および家族の情報ニーズ、理解力、セルフケア能力に合わせて説明する。小冊子を見せ、質問に応じながら情報提供をする。
- 術前教育を受ける対象は、人工肛門（消化管ストーマ）や人工膀胱（尿路ストーマ）という言葉は聞いたことがあっても、ストーマと日常のケアについてどのようなものなのかを知らないことが多い。
- ストーマとはどのようなものか、腹部のどのあたりに造設されるのか、排泄物（便、尿、ガス）はどのような状態で出てくるのか、排泄されるときに便意や痛みはないのかなどを説明する。
- ストーマの模型や人形、実際のストーマ装具を見せながら、しくみや種類、交換の間隔や方法、排出口からの処理方法をわかりやすく伝える。
- 患者・家族にストーマ装具を実際に手にとってもらい、感触や排出口を開閉してもらうのもよい。

（松原康美）

Part 2　ストーマへの基本的なアプローチ

ストーマサイトマーキング

ストーマサイトマーキングを行う前の準備

1 │ ストーマサイトマーキングの意味

- ストーマサイトマーキングは、「術前にストーマを造るべき位置を体表上に選定して同部に印を付けること」である。
- ストーマサイトマーキングは、①装具の安定性、②セルフケアの確立、③合併症予防、④ストーマの受容に関連する。
- よい位置に造設されたストーマでは、装具の定期的な交換が可能となり、装具の漏れやそれに付随して発生する皮膚障害を予防することができる。
- 術式によっては、生涯のQOLに関係する行為であるため重要な医療的ケアである。
- 患者はストーマサイトマーキングに参加することによってストーマ造設を受け入れる心理的準備につながる。

2 │ 情報収集

- ストーマサイトマーキング施行前の情報収集は、看護師と患者が良好な信頼関係構築の一歩として重要な看護行為である。
- 情報は、カルテや患者とかかわりをもつ家族、医療者等多方面から収集することが望ましい（**表1**）。

3 │ 環境調整

- ストーマサイトマーキングは、患者と看護師の会話が外部に漏れないように、プライバシーに配慮し、個室で実施することが望ましい。
- 仰臥位や座位、前屈位等あらゆる体位がとれるようにベッドを準備、必要物品を事前にワゴン等に準備しておく（**図1**）。

（西川貴子）

表1 ストーマサイトマーキングを行う前の情報収集

項目	情報ツール	内容
身体的情報	カルテ・主治医等	疾患、術式、マーキングを実施する部位、既往歴、服薬歴、治療（がん化学療法・放射線治療の有無）、日常生活自立度、四肢麻痺の有無、認知機能、巧緻性、視力、腹痛や疼痛の有無
	CT画像	正中線から腹直筋外縁までの長さ、皮下組織の厚み
	身体観察	腹部の形・硬さ・皺、瘢痕、骨突出の有無、身長・体重・BMI
心理的情報	カルテ・患者の言動や表情	ストーマ造設に関する知識、過去の経験・理解・受容、医師による病状説明の内容、認定看護師によるがん患者指導管理の面談、文書内容等
社会的情報	カルテ・関係者の情報	家族関係や協力体制、職業、趣味、経済状況、家屋評価、介護認定・介護サービスの利用、ケアマネジャーの有無

図1 ストーマサイトマーキングの必要物品

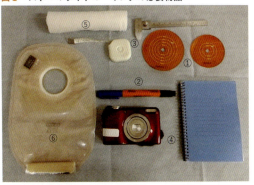

①マーキングディスク（小児用直径6.0cm、標準体重用直径6.5cm、肥満者用直径7.5cm）、②皮膚ペン、③メジャー・定規・ノギスのいずれか、④記録用紙・カメラ、⑤ウェットタオル、⑥ストーマ装具

Part 2 ストーマへの基本的なアプローチ

ストーマサイトマーキング

ストーマサイトマーキングの原則

- ストーマサイトマーキングの原則としては、「クリーブランドクリニックの原則」（**表1**）と「ストーマサイトマーキングの原則」（**表2**）がある。
- マーキングを実施する際は、この原則に加えて個々の情報を加味しながら、患者とともに実施する。

（西川貴子）

表1 クリーブランドクリニックの原則

①臍より低い位置
②腹部脂肪層の頂点
③腹直筋を貫く位置
④皮膚のくぼみ、皺、瘢痕、上前腸骨棘の近くを避けた位置
⑤本人が見ることができ、セルフケアしやすい位置

Turnbull RB：Selecting site for the stomal sting. C.C.F. ET Program, 1981. より引用

表2 ストーマサイトマーキングの原則（標準体型だけでなくさまざまな体型に共通する指標）

①腹直筋を貫通させる
②あらゆる体位（仰臥位、座位、立位、前屈位）をとって、皺、瘢痕、骨突起、臍を避ける
③座位で患者自身が見ることができる位置
④ストーマ周囲平面の確保ができる位置

（大村ほか，1999）
大村裕子，池内健二，大塚正彦，他：クリーブランドクリニックのストーマサイトマーキングの原則の妥当性．日本ストーマリハビリテーション学会誌1998；14（2）：33-41．より引用

Part 2 ストーマへの基本的なアプローチ

ストーマサイトマーキング

予定手術のストーマサイトマーキングの手順

1. 患者にストーマサイトマーキングの目的、方法について説明し承諾を得る。
   手術やストーマ造設について理解されているかどうかを確認し、マーキングが実行できるか判断する。可能であれば、腹部の写真撮影の許可を得る。
2. 患者にベッドで水平臥床の姿勢をとってもらう。
3. 皮膚ペンで基本線を引く。
   位置は**図1**に示したように、①肋骨弓、②上前腸骨棘、③正中線、④臍水平線である。CT画像で得た腹直筋外縁の位置は、⑤のように点線を引く。
4. 腹直筋外縁を触診する。
   患者には下肢を伸展した状態で臍部を見るように頭部を挙げてもらい、腹壁を緊張させるように協力を依頼する（**図2**）。正中線から外縁に向かって、第5指の外側の面を垂直に当て、可能であればCT画像で得た外縁の点線を参考にしながら確認し、実線を引く（**図3**）。

図1 基本線を引く

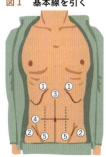

図2 頭部を挙げて腹壁を緊張させる

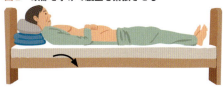

図3 第5指の外側の面を垂直に当てる	図4 マーキングディスクを載せる
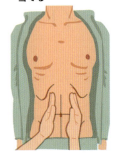	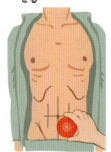

5. 各線に囲まれた範囲の中で、予定の術式に合わせた部位にマーキングディスクもしくはストーマ装具を載せ、平面が確保できる適切な位置に皮膚ペンで印を付ける（**図4**）。
6. 座位、立位、前屈位などあらゆる体位をとってもらい、患者が見える位置であるか、印を付けた部位に連続した皺や瘢痕がないかを確認する。この際、看護師も患者の後方からマーキング部位をのぞき込むように確認するとよい（**図5**）。
7. 最終的に患者と話し合い、最適な位置を決定する。
8. 腹部全体の写真を撮影し、最終的なマーキングの位置を記録する。記録は、正中線、臍水平線、臍部からの距離を○cmで記載する（**図6**）。
9. 骨盤内臓全摘術によるダブルストーマの場合は、回腸導管は右下腹部、結腸ストーマは左下腹部にマーキングする。尿路ストーマは結腸ストーマよりも2〜3cm頭側にマーキングする。両ストーマ間は装具が重ならないように7〜9cm程度離す（**図7 A**）。
10. 尿管皮膚瘻造設術では、医師に造設部位を確認後、腹直筋外で前腋窩線より内側でマーキングを行う（**図7 B**）。腹直筋外の判断が困難な場合はエコーを用いるとよい。
11. 術前にマーキング部位を医師に確認してもらう。

（西川貴子）

図5 患者の後方からのぞき込む

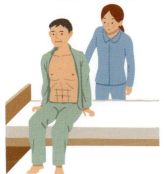

図6 正中線、臍水平線、臍部からの距離を計測する

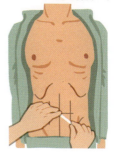

図7 ダブルストーマ、尿管皮膚瘻造設術でのマーキングのポイント

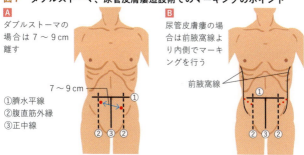

A ダブルストーマの場合は7〜9cm離す

B 尿管皮膚瘻の場合は前腋窩線より内側でマーキングを行う

- 前腋窩線
- 7〜9cm
- ①臍水平線
- ②腹直筋外縁
- ③正中線

積美保子:ストーマサイトマーキング.塚田邦夫,渡辺成編,新版ストーマ手術アトラス.へるす出版,東京,2012:10, 15.より引用.

COLUMN

腹直筋の確認に有効なポケットエコー

　腹直筋外にストーマが造設されると、術後に傍ストーマヘルニアやストーマ脱出などの合併症を起こしやすくなる。そこで、腹直筋外縁を確認するために有効なのがエコーの活用である。

　一般的には触診で腹直筋外縁を確認するが、腹膜炎や緊急手術でストーマ造設する患者や、腸閉塞を伴って腹部膨満がある患者では腹直筋を緊張させる体位や、触診によって腹痛が増強する可能性がある。

　このような場合にポケットエコーを用いて腹直筋外縁の確認を行うことで、ベッドサイドで苦痛を増強させることなく安楽に確認することができるメリットがある。

　詳しくはp.61〜を参照いただきたい。

（照林社編集部）

Part 2 ストーマへの基本的なアプローチ

ストーマサイトマーキング

緊急手術のストーマサイトマーキング

- 緊急手術では医療的処置が優先され、術前準備が十分でないまま手術に向かう場合が多い。
- 患者は医師から突然の病状告知、治療計画等の説明を受け、驚きと不安の中でインフォームドコンセントを進めざるを得ない状況が予想される。
- 嘔吐や腹痛、腹部膨満等で体位に制約があり、基本のストーマサイトマーキングが実施しにくい状況にある。
- 術後合併症の予防、ストーマ造設への受容、QOL向上の観点から緊急手術であっても可能な限り原則に従ってマーキングを行う。
- 腹痛による苦痛を伴う場合は、医師と相談し鎮痛薬の使用を検討する。医師、手術室スタッフと協働し、麻酔導入後にマーキングを実施することも検討する。
- その際は、膝を屈曲させて皺やくぼみなどの有無を確認しマーキング位置を決定する（図1）。
- 腹直筋外縁の確認にエコーを用いると苦痛を最小限にできる。

（西川貴子）

図1 膝を屈曲させ深い皺を確認する

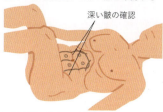

両膝を深く屈曲し、皺を発生させた状態でマーキングする。

ストーマリハビリテーション講習会実行委員会編：ストーマリハビリテーション実践と理論．金原出版, 東京, 2006：112．より引用

Part 2 ストーマへの基本的なアプローチ

ストーマサイトマーキング

緊急手術のストーマサイトマーキングの手順

1. 基本線を引く。肋骨弓、前腸骨棘、恥骨など骨突起部から3横指（5〜7cm）内側に線を引く。
2. CT画像を参考に腹直筋外縁に線を引く。腹直筋外縁がわかりにくい場合は、エコーを用いる方法がある。リニアプローブに多めのゼリーを塗布すると、摩擦や腹部圧迫による苦痛が回避できる。
3. 膝を立てて深く曲げ、皺やくぼみが発生する位置を把握する。皺の位置から3横指内側にも線を引く。
4. 上記1〜3の各線に囲まれた範囲の中で、事前に医師に確認した術式もしくは部位に印を付ける（**図1**）。

（西川貴子）

図1 腹直筋外縁より内側で肋骨弓、腸骨棘から3横指の位置に線を引く

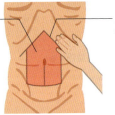

腹直筋外縁より内側で、肋骨弓、腸骨棘、深い皺から5〜7cm以上離れている範囲が、マーキングエリアとなる

肋骨弓や腸骨棘から3横指の位置に線を引く

ストーマリハビリテーション講習会実行委員会編：ストーマリハビリテーション 実践と理論．金原出版，東京，2006：112．より引用

Part 2 ストーマへの基本的なアプローチ

ストーマサイトマーキング

エコーを用いたストーマサイトマーキング

- エコー機器の小型化、低価格化に伴い、ベッドサイドで実施するPOCUS（point of care ultrasound）が看護領域でも広がりを見せている。エコーを用いたストーマサイトマーキングもその1つである。
- 認知機能に障害のある患者では腹壁を緊張してもらうように協力を得ることは難しい。
- 拘縮のある患者、薄く萎縮した腹直筋の外縁は同定が困難である（**図1～3**）。
- 緊急手術症例の場合は、腹部膨満、腹痛を伴い腹部を圧迫すると苦痛を与える等の問題がある。
- そうした患者をエコーで観察すると、容易に腹直筋外縁の同定が可能となる。
- 術後ストーマ装具が正中創や臍部に接触しないように、可能な限り正中から離れた位置でのマーキングを実施する。
- マーキングの適切な位置が腹直筋を越えた外腹斜筋の位置にしかとれない場合は、術前に医師と情報共有を行うことができる。
- 腹直筋描出に使用するプローブは7.5～12MHzのリニア型プローブを使用する（**図4**）。
- 近年は小型化が進み、持ち運びに便利なポケットサイズのエコーが普及しつつある。

（西川貴子）

図1 拘縮のある患者は腹直筋外縁の同定が困難

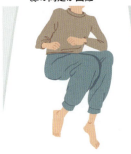

図2 薄く萎縮した腹直筋のCT画像

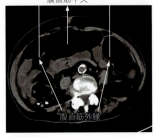

腹直筋中央
腹直筋外縁

図3 図2のエコー所見

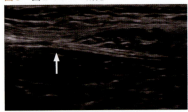

腹直筋はエコーで容易に描出できる。

図4 リニアプローブの例（12MHz）

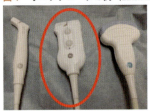

Part 2 ストーマへの基本的なアプローチ

ストーマ周囲皮膚のアセスメント

ABCD-Stoma®とは

- ABCD-Stoma®は、Adjacent（近接部）、Barrier（皮膚保護剤部）、Circumscribing（皮膚保護剤外部）、Discoloration（色調の変化）の各頭文字をつなぎ合わせてネーミングされている。　　　　　　（紺家千津子）

ストーマ周囲皮膚障害の重症度評価スケール
ABCD-Stoma®の使用方法

©2012日本創傷・オストミー・失禁管理学会

1. ストーマ粘膜を除く、ストーマ周囲皮膚障害の部位と程度、ならびに色調の変化の有無によって評価する。

2. ストーマ周囲皮膚をA、B、Cの3部位に区分する。

   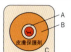

   - A（Adjacent、近接部）：ストーマ接合部からストーマ装具の皮膚保護剤までの範囲。皮膚保護剤が溶解していた部位はAの部位とする。
   - B（Barrier、皮膚保護剤部）：ストーマ装具の皮膚保護剤が接触していた範囲。
   - C（Circumscribing、皮膚保護剤外部）：医療用テープ、ストーマ袋、ベルト等のアクセサリーが接触していた範囲。

3. A、B、Cの3部位ごとに皮膚障害の程度を評価する。
   - 障害なしは「0点」、紅斑は「1点」、びらんは「2点」、水疱・膿疱は「3点」、潰瘍・組織増大は「15点」。
   - 紅斑、びらん、水疱・膿疱は急性の病態を示し、潰瘍・組織増大は慢性の病態を示す。
   - 組織増大は、水疱・膿疱を除く皮膚より隆起した組織を指す。例：偽上皮腫性肥厚
   - 同一部位に程度の異なる皮膚障害が混在する場合は、障害の範囲にかかわらず最も得点の高い障害の程度を採択する。
   - Cの範囲がない場合は、評価ができないため「障害なし」とする。

4. D（Discoloration）の色調の変化は、A、B、Cの3部位に、色素沈着と色素脱失があるか、ないかで評価する。
   - 色素沈着ありは「DP」、色素脱失ありは「DH」。
   - DPのPは、Pigmentationの頭文字を示す。
   - DHのHは、Hypopigmentationの頭文字を示す。
   - この評価には、得点はない。

5. 皮膚障害を評価する時には、スケールの写真を基準に採択する。

6. 合計得点を算出する。
   - 3部位の得点を合算する。
   - 合計得点は、0～45点となる。

7. 「A○B○C○：○（点）D○」と表記する。
   例： A2B3C0：5D0、A15B0C1：16DP、A0B0C1：1DPH

Part 2 ストーマへの基本的なアプローチ

ストーマ周囲皮膚のアセスメント

ABCD-Stoma®の使い方

1 | 使用方法

- ストーマ周囲皮膚をA、B、Cの3部位に区分し、部位ごとに評価する（図1）。
- ストーマ周囲皮膚を評価するため、装具を剥がしてストーマ周囲皮膚の洗浄を行う。剥がしたストーマ装具の面板部を観察し、皮膚保護剤が溶解していた部位はAとする。
- A、B、Cの3部位ごとに、皮膚障害の程度により、障害なしは「0点」、紅斑は「1点」、びらんは「2点」、水疱・膿疱は「3点」、潰瘍・組織増大は「15点」と評価する。
  - **紅斑**：圧迫すると消失する赤みのことで、赤みの程度は問わない
  - **びらん**：表皮と真皮浅層の欠損である。表皮剥離は、このスケールでは「びらん」と評価する
  - **水疱・膿疱**：表皮あるいは真皮内に体液（膿も含む）が貯留した状態をいう。サイズの大小は問わない
  - **潰瘍**：表皮と真皮深層、あるいは皮下脂肪織までの欠損をいう
  - **組織増大**：水疱・膿疱を除く偽上皮腫性肥厚、過剰肉芽、粘膜移植などにより皮膚より隆起した組織を指す

図1 ストーマ周囲皮膚の部位

A：近接部（皮膚保護剤が溶解していた部位はA）

B：皮膚保護剤部

C：皮膚保護剤外部（医療用テープ、ストーマ袋、ベルト等のアクセサリーが接触していた範囲）

- 同一部位に程度の異なる皮膚障害が混在する場合は、障害の範囲にかかわらず最も得点の高い障害の程度を採択する。
- Cでは医療用テープを使用せず、ストーマ袋が小さい、あるいは折りた

たむなどして皮膚に接触していない場合には、該当する部位がないため「障害なし」とする。
- Dの「色調の変化」は、A、B、Cの3部位の色素沈着と色素脱失の有無で評価する。Dの評価には得点はない。
  ・色素沈着ありは「DP」
  ・色素脱失ありは「DH」
- 最後に、3部位の得点を合算し、「A○B○C○：○（点）D○」と記載する（例：A15B0C1：16DP）。
- A、B、Cの3部位ごとの皮膚障害の程度を合算すると、評価合計得点は0～45点となる。
- 得点が小さいほど、皮膚障害の重症度は軽症であることを意味する。

2 | 留意事項

- ストーマ周囲皮膚に障害があっても、ABCD-Stoma®ケアでは皮膚障害と認めないケースがある。例えば、A、B、Cの部位に縫合創があり、正常な創傷治癒過程による創部の変化は外科的な影響であるため採点の対象には含めない。
- ABCD-Stoma®では、ストーマ粘膜と皮膚の境界に起こる外科的な合併症である粘膜皮膚離開部は採点の対象としない（**図2**）。
- 評価時、面板や医療用テープなどの剥離直後は反応性の充血や紅斑と間違いやすいため、「紅斑」の評価は装具装着直前に評価するように注意する。

図2　ABCD-Stoma® で皮膚障害がないと評価する例

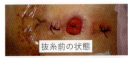
抜糸前の状態

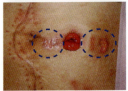
点線で囲った部分に色調変化とびらんを認めるが、手術創による影響のため皮膚障害と評価しない。

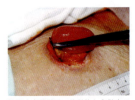
粘膜皮膚離開は、外科的な合併症であるため皮膚障害と評価しない。

紺家千津子：ストーマ周囲皮膚障害の予防・ケア．日本創傷・オストミー・失禁管理学会編，スキンケアガイドブック．照林社，東京，2017：249．より引用

3 | 臨床的意義

- このスケールの信頼性はすでに検証されている。
- ABCD-Stoma®の合計点に対する治癒の予測妥当性も検証されており、そのカットオフ値として、3点以下であれば「28日以内の治癒」、4点であれば「29日以上56日以内の治癒」のめやすとなる。
- ABCD-Stoma®は、ストーマ保有者にもストーマ造設後からこのスケールを用いてストーマ周囲皮膚を観察し得点が1点以上になった場合には医療者に相談するよう併せて教育する。社会復帰後も皮膚障害の重症化を予防できる。

（紺家千津子）

Part 2 ストーマへの基本的なアプローチ

ストーマ周囲皮膚のアセスメント

ABCD-Stoma®ケアとは

- ABCD-Stoma®ケアは、ABCD-Stoma®を用いて採点した結果をもとに必要なスキンケア方法を導き出すことができ、医療従事者であれば適切なスキンケアの目標と方法を導き出すことができる。
- ABCD-Stoma®ケアは、図1の概念図を元に構成されている。

①初回は「ストーマ保有者」の項目からスタートし、「ストーマの種類確認」後に「ストーマ周囲皮膚の観察とABCD-Stoma®採点」を行う。皮膚障害があれば、「ストーマケアの確認」に進む。

②「ストーマケアの確認」では、通常どのように装具を剥離し、皮膚を洗浄し、装具を装着しているのか等を確認する。

③「全身状態に応じたスキンケア選択」を行う。「全身状態に応じたスキンケア」で該当するチェック項目がないかを確認し、該当する項目があればケア内容を確認後、「医師に報告し、必要時専門家にコンサルテーション」を行い、「皮膚障害に対するスキンケア選択」に進む。全身状態について該当するチェック項目がない場合には、「皮膚障害に対するスキンケア選択」に進む。

④「皮膚障害に対するスキンケア選択」を行う。
- A、B、Cの各得点が1点以上であれば、「皮膚障害に対するスキンケア」で皮膚障害のある部位のチェック項目を確認し、該当する項目のケア内容を確認する。
- 次に、「皮膚障害の程度によるケア」から、観察項目の結果とA、B、Cの得点により該当する項目のケア内容を確認する。Dの項目については、「D（色調の変化）がある場合」で該当するチェック項目を確認し、該当する項目のケア内容を確認する。実施するケア内容は、ケアリスト計画書に記載する。

⑤導き出されたケア内容の「スキンケア実施」を行った後、評価のため「ストーマ周囲皮膚の観察とABCD-Stoma®採点」に進む。

⑥「ABCD-Stoma®採点」の結果、「得点の不変・増加」があれば「ET Nurse（ストーマ療法看護師）/WOCN（皮膚・排泄ケア認定看護師）に相談」し、再度「全身状態に応じたスキンケア選択」に進む。「得点の不変・増加」がなく、「合計得点が0点で、かつD0」でなければ、「皮膚障害の程度とDのケア見直し」をして、「スキンケア実施」を行う。「合計得点が0点で、かつD0」の場合と、初回観察時に皮膚障害がない

場合には、適宜再評価を行う。
⑦評価・再評価は、入院中の患者では装具交換ごとに、外来通院患者では外来受診ごとに行う。

(紺家千津子)

図1 ケアの概念図

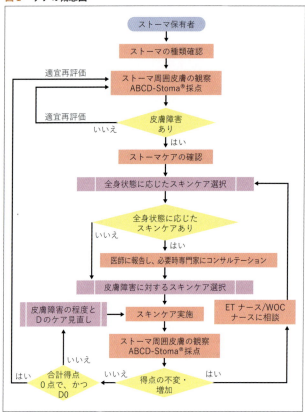

Part 2 ストーマへの基本的なアプローチ

ストーマ周囲皮膚のアセスメント

ABCD-Stoma®ケアに基づく具体的ケア

1 | 全身状態に基づくケア

- 「全身状態に応じたスキンケア」(**図1**)から、該当するチェック項目を選択すると【目標とする皮膚の状態】と【スキンケア】を導き出すことができ、その項目ごとに要因と原因を確認することができる。
- 具体的な例としては、「免疫力機能低下をきたす疾患（白血病、AIDSなど）がある」場合には、【目標とする皮膚の状態】は「感染予防と治癒」、【スキンケア】は「弱酸性の洗浄剤を用いて皮膚洗浄し、十分に洗い流す」と「皮膚障害悪化時には受診をするように指導する」が導き出される。

2 | A、B、C、Dに発生したストーマ周囲皮膚障害のケア

- A、B、C、Dごとに、皮膚障害に対するスキンケアの項から該当するチェック項目を選択すると【スキンケア】を導き出すことができ、その項目ごとに要因と原因を確認することができる（**図2〜5**）。
- 具体的な例としては、「ストーマ周囲皮膚にしわがある」場合、【スキンケア】は「しわの部位に板状皮膚保護剤、あるいは用手成形皮膚保護剤を貼付し、しわを補整する」と「ベルトを使用する」が導き出される。

3 | 皮膚障害の程度によるケア

- A、B、Cの3部位に共通する「皮膚障害の程度によるケア」(**図6**)から、【1：皮膚疾患を見逃さないための判断】の観察項目の「強い熱感がある、あるいはストーマ周囲皮膚以外にも同様の皮膚障害がある」が該当すれば、【ケア】は「いずれかに該当する場合は、早急に医師に報告する」が導き出される。
- 次に、【2：皮膚の損傷の程度に合わせたケア】の「B2」が該当すれば、【ケア】は「皮膚保護剤貼付時には、びらん部に粉状皮膚保護剤を散布してから貼付する（余分な粉状皮膚保護剤が残っていると面板の接着が悪くなるので、余分な粉状皮膚保護剤を払い落す）」が導き出される。（紺家千津子）

図1 全身状態に応じたスキンケア

該当するチェック項目がない場合には、目標とする皮膚の状態は「治癒」とする。

原因	要因	チェック項目
皮膚の脆弱化	免疫力の低下	■ 空腹時血糖130mg/dL以上、HbA1c（NGSP）6.9%以上である
		■ 白血球1,500/mm³未満、好中球500/mm³未満である
		■ 免疫機能低下をきたす疾患（白血病、AIDSなど）がある
		■ 免疫抑制薬、ステロイドの治療中である
	治療による副作用	■ 抗がん剤（細胞障害性の薬剤、分子標的薬剤）の治療中である
		■ ストーマ周囲皮膚に放射線療法の治療中、あるいは既往がある

目標とする皮膚の状態	ケア：装具・アクセサリー選択	ケア：実践・指導
1 感染予防と治癒		1 弱酸性の洗浄剤を用いて皮膚洗浄し、十分に洗い流す。 2 皮膚障害悪化時には受診をするように指導する。
1 感染予防と治癒		1 弱酸性の洗浄剤を用いて皮膚洗浄し、十分に洗い流す。 2 皮膚障害悪化時には受診をするように指導する。
1 感染予防と治癒		1 弱酸性の洗浄剤を用いて皮膚洗浄し、十分に洗い流す。 2 皮膚障害悪化時には受診をするように指導する。
1 感染予防と治癒		1 弱酸性の洗浄剤を用いて皮膚洗浄し、十分に洗い流す。 2 皮膚障害悪化時には受診をするように指導する。
2 改善、あるいは現状維持（ただし、抗がん剤は、治療が終了したら治癒）	1 剥離剤を使用して面板を剥離する。 2 粘着力の弱い面板に変更する。 3 医療用テープを使用している場合は、中止が望ましい。 4 医療用テープ付きの面板の場合は、医療用テープが使用されていない面板に変更する。 5 医療用テープを使用する場合は、シリコーンテープに変更する。あるいは、被膜剤を使用する。	2 皮膚障害悪化時には受診をするように指導する。
3 改善、あるいは現状維持	1 剥離剤を使用して面板を剥離する。 2 粘着力の弱い面板に変更する。 3 医療用テープを使用している場合は、中止が望ましい。 4 医療用テープ付きの面板の場合は、医療用テープが使用されていない面板に変更する。 5 医療用テープを使用する場合は、シリコーンテープに変更する。あるいは、被膜剤を使用する。	2 皮膚障害悪化時には受診をするように指導する。

（次頁につづく）

Part 2 ストーマへの基本的なアプローチ

(図1つづき)

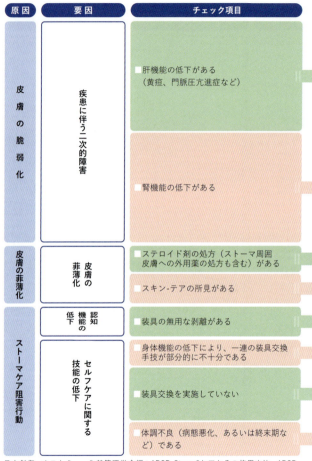

原因	要因	チェック項目
皮膚の脆弱化	疾患に伴う二次的障害	☐ 肝機能の低下がある（黄疸、門脈圧亢進症など） ☐ 腎機能の低下がある
皮膚の菲薄化	皮膚の菲薄化	☐ ステロイド剤の処方（ストーマ周囲皮膚への外用薬の処方も含む）がある ☐ スキン-テアの所見がある
ストーマケア阻害行動	認知機能の低下	☐ 装具の無用な剥離がある
	セルフケアに関する技能の低下	☐ 身体機能の低下により、一連の装具交換手技が部分的に不十分である ☐ 装具交換を実施していない ☐ 体調不良（病態悪化、あるいは終末期など）である

日本創傷・オストミー・失禁管理学会編：ABCD-Stoma®ケアとその使用方法．ABCD-理学会，東京，2014：18-21．より引用

目標とする皮膚の状態	ケア：装具・アクセサリー選択	ケア：実践・指導
3 改善、あるいは現状維持	1 剥離剤を使用して面板を剥離する。 2 粘着力の弱い面板に変更する。 3 医療用テープを使用している場合は、中止が望ましい。 4 医療用テープ付きの面板の場合は、医療用テープが使用されていない面板に変更する。 6 医療用テープを使用する場合は、シリコンテープか、角質剥離の少ない医療用テープに変更する。あるいは、被膜剤を使用する。	2 皮膚障害悪化時には受診をするように指導する。
3 改善、あるいは現状維持	1 剥離剤を使用して面板を剥離する。 2 粘着力の弱い面板に変更する。 3 医療用テープを使用している場合は、中止が望ましい。 4 医療用テープ付きの面板の場合は、医療用テープが使用されていない面板に変更する。 6 医療用テープを使用する場合は、シリコーンテープか、角質剥離の少ない医療用テープに変更する。あるいは、被膜剤を使用する。	2 皮膚障害悪化時には受診をするように指導する。
3 改善、あるいは現状維持	1 剥離剤を使用して面板を剥離する。	3 ステロイド外用薬を使用している場合は、医師に相談する。
3 改善、あるいは現状維持	1 剥離剤を使用して面板を剥離する。 2 粘着力の弱い面板に変更する。	3 ステロイド外用薬を使用している場合は、医師に相談する。
3 改善、あるいは現状維持	1 剥離剤を使用して面板を剥離する。 2 粘着力の弱い面板に変更する。	4 家族と相談のうえ、腹帯を使用したり、衣類の工夫をする。
4 治癒	7 自由開孔面板のカットができない場合には、既成孔の面板に変更する。	5 不十分な手技があれば、その手技を一緒に行う、あるいは実施する。
4 治癒		6 在宅の場合は、装具交換を家族、あるいは介護保険等を利用し訪問看護師に依頼する。 7 可能な場合は、定期的にストーマ外来にて、装具交換を行う。
3 改善、あるいは現状維持	8 装具交換で疲労する場合には、交換間隔の延長できる耐久性の高い皮膚保護剤の面板に変更する。	8 体調のよいときに装具交換をする。 9 他者にストーマケアを依頼する。

Stoma®に基づくベーシック・スキンケア ABCD-Stoma®ケア．日本創傷・オストミー・失禁管

Part 2 ストーマへの基本的なアプローチ

図2 皮膚障害に対するスキンケア：A（近接部）に皮膚障害がある場合

原因	要因	チェック項目
排泄物の付着	皮膚保護剤の浮き 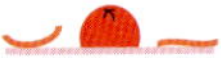	■ ストーマ周囲皮膚にしわがある （仰臥位のみならず、日常生活でとる姿勢でも観察する）
		■ ストーマ周囲皮膚にくぼみがある （仰臥位のみならず、日常生活でとる姿勢でも観察する）
		■ ストーマに腹壁がオーバーハング（覆いかぶさり）している 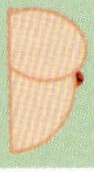 横から見た腹壁とストーマの状態
		■ ストーマ傍ヘルニアがある
		■ ストーマの高さがない
		腹壁の動きに合わせて皮膚保護剤が付いて動かないために、皮膚保護剤が剥がれている
		■ ストーマ袋の多量な排泄物の荷重などにより、面板に張力がかかっている
		■ 水分・油分が残ったままで装具装着をしている

のスキンケア

ケア:装具・アクセサリー選択	ケア:実践・指導
1 しわの部位に板状皮膚保護剤、あるいは用手成形皮膚保護剤を貼付し、しわを補整する。 2 ベルトを使用する。	(補足:左記、2つの方法で漏れる場合には、ETナースやWOCナースに相談する。)
3 板状皮膚保護剤、あるいは用手成形皮膚保護剤を貼付し、陥没部を補整する。 4 ストーマ周囲の皮膚全周が陥没している場合には、凸型の面板を使用する。 2 ベルトを使用する。	
5 硬い面板を使用する。 2 ベルトを使用する。	(補足:左記、2つの方法で漏れる場合には、ETナースやWOCナースに相談する。)
6 面板の外縁に放射状に切れ込みを入れる。 7 ベルト、あるいはヘルニアベルトを使用する。	(補足:医師の診察を受ける。排便状況を確認する。)
8 凸型の面板を使用する。 9 必要であれば、ベルトを使用する。	
10 腹壁が硬い場合は、軟らかい面板を使用する。 11 腹壁が軟らかい場合は、硬い面板を使用する。	
12 イレオストミーで、夜間の便の排出が難しい場合は、床用蓄便袋を使用する。 13 ウロストミーで、日中トイレに行くことが難しい場合は、脚用蓄尿袋を使用する。夜間は床用蓄尿袋を使用する。	1 ストーマ袋に半分くらい便・尿が貯留したら排出する。
	2 弱酸性の洗浄剤を用いて皮膚洗浄し、十分に洗い流す。 3 面板貼付前に、皮膚に水分が付いていないかを確認する。 4 ウロストミーの場合は、尿を皮膚に付着させないようにロールガーゼを利用し、皮膚保護剤を貼付する。

(次頁につづく)

Part 2 ストーマへの基本的なアプローチ

(図2つづき)

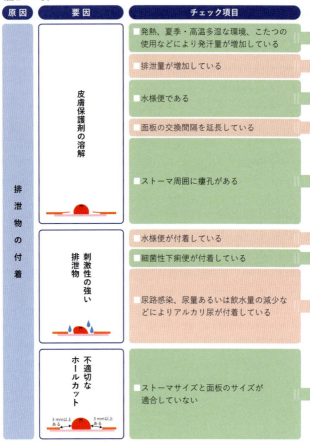

原因	要因	チェック項目
排泄物の付着	皮膚保護剤の溶解	☐ 発熱、夏季・高温多湿な環境、こたつの使用などにより発汗量が増加している
		☐ 排泄量が増加している
		☐ 水様便である
		☐ 面板の交換間隔を延長している
		☐ ストーマ周囲に瘻孔がある
	刺激性の強い排泄物	☐ 水様便が付着している
		☐ 細菌性下痢便が付着している
		☐ 尿路感染、尿量あるいは飲水量の減少などによりアルカリ尿が付着している
	不適切なホールカット	☐ ストーマサイズと面板のサイズが適合していない

日本創傷・オストミー・失禁管理学会編:ABCD-Stoma®ケアとその使用方法. ABCD-Stoma®に基づくベーシック・スキンケア ABCD-Stoma®ケア. 日本創傷・オストミー・失禁管理学会, 東京, 2014:22-25. より引用

ケア:装具・アクセサリー選択	ケア:実践・指導
	5 装具の交換を早める。
	5 装具の交換を早める。
	5 装具の交換を早める。 6 水様便が続く場合は、飲水量を増やし、必要時医師に報告する。
	7 適切な装具交換間隔にする。
14 瘻孔からの排液量が少ない場合には、瘻孔部にアルギン酸塩ドレッシング材を貼付し、その上から面板の皮膚保護剤で覆う。さらに、装具の交換間隔を早める。 15 瘻孔からの排液量が多い場合には、ストーマと瘻孔を合わせて1つのストーマとみなし、装具を装着する。ストーマと瘻孔の距離がある場合には、面板の皮膚保護剤で覆えない皮膚に用手成形皮膚保護剤、あるいは板状皮膚保護剤を貼付し保護する。	
	5 装具の交換を早める。
	5 装具の交換を早める。
	8 飲水量の制限がない場合は、1日1,500mL以上摂取する。 9 クランベリージュースを飲用する。 10 1か月に1回、あるいは外来受診時に尿のpHを計測する。 11 発熱・背部痛を認める場合は、すみやかに受診行動をとるよう説明する。
16 既成孔の面板を使用している場合には、ストーマサイズより4mm大きなサイズを選択する。	12 自由開孔面板を使用している場合には、ストーマサイズより4mm大きなサイズでカットをする。 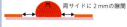 両サイドに2mmの隙間
17 適切な既成孔の面板がない場合には、1つ大きいサイズの面板を選択し、用手成形皮膚保護剤でストーマ近接部の皮膚を保護したあとに面板を貼付する。	

※アルギン酸塩は親水性ファイバーとする。

図3 皮膚障害に対するスキンケア：B（皮膚保護剤部）に皮膚障害があ

原因	要因	チェック項目
機械的刺激	面板剥離時の刺激 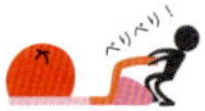	□ 面板の接着力が強い
		□ 面板の剥離が粗雑である
	面板による摩擦	□ 皮膚と面板の辺縁とが擦れている
	凸型嵌め込み具による圧迫 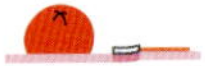	□ 凸型嵌め込み具による過度な圧迫がある
感染	不適切なスキンケア 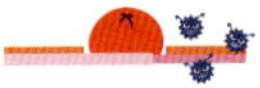	□ 装具交換時の皮膚洗浄を実施していない
		□ 発熱、夏季・高温多湿な環境、こたつの使用などにより面板部の発汗量が増加し、皮膚が湿潤している
		□ 皮膚保護剤部の体毛を処置していない、あるいは安全剃刀を使用している
化学的刺激	皮膚保護剤の組成による刺激 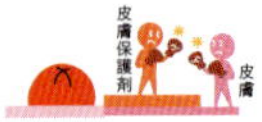	□ 皮膚保護剤の種類を変更した
		□ アルコール含有の練状皮膚保護剤を使用している
		□ 剥離剤、あるいは被膜剤の種類を変更した

日本創傷・オストミー・失禁管理学会編：ABCD-Stoma®ケアとその使用方法．ABCD-Stoma® 2014：26-27．より引用

る場合のスキンケア

ケア：装具・アクセサリー選択	ケア：実践・指導
1 剥離剤を使用して面板を剥離する。 2 粘着力の弱い面板に変更する。ただし、交換予定日より早く交換していた場合は、交換間隔を延長できれば面板の変更を考慮する必要はない。	1 面板の交換間隔を守る。
	2 指で皮膚を押さえながら、または皮膚と面板の間に微温湯で濡らした布や不織布ガーゼを用いながら、ゆっくりやさしく剥がす。
	3 皮膚が擦れる面板の皮膚保護剤部をカットする。 4 面板の貼付角度を変え、皮膚と擦れる部位をなくす。
3 不要であれば凸型嵌め込み具の使用を中止する。 4 凸型嵌め込み具の使用が必要であれば、高さが低い、または硬さが軟らかい、あるいは範囲の狭い凸型嵌め込み具に変更する。 5 不要であれば固定具の使用を中止する。	5 ベルト等の固定具を締め付ける力を調整する。
	6 装具交換時、十分に皮膚を洗浄する。 （補足：感染を疑う）
	7 装具の交換間隔を早める。 6 装具交換時、十分に皮膚を洗浄する。 （補足：接触皮膚炎を疑う）
	8 電気シェーバーで体毛を処理する。 （補足：毛包炎を疑う）
6 該当する皮膚保護剤を変更する。この場合、組成の異なる皮膚保護剤を選択する。ただし、皮膚保護剤を変更して皮膚障害が起こった場合には、以前の皮膚保護剤に戻す。	9 医師と協働し、皮膚保護剤の貼付試験を行う。 （補足：接触皮膚炎を疑う）
7 アルコール含有の練状皮膚保護剤を使用している場合は、アルコールを揮発させてから皮膚に塗布する。あるいは、アルコールを含有しない練り状の皮膚保護剤や用手成形皮膚保護剤に変更する。	（補足：接触皮膚炎を疑う）
8 該当する製品を変更する。ただし、変更して皮膚障害が起こった場合は、以前の製品に戻す。 9 被膜剤の場合は、使用が必要かを検討する。	10 剥離剤使用後は、十分に皮膚を洗浄する。 9 医師と協働し、皮膚保護剤の貼付試験を行う。 （補足：接触皮膚炎を疑う）

に基づくベーシック・スキンケア ABCD-Stoma®ケア．日本創傷・オストミー・失禁管理学会，東京，

図4 皮膚障害に対するスキンケア：C（皮膚保護剤外部）に皮膚障害が

原因	要因	チェック項目
機械的刺激	医療用テープ剥離時の刺激	■ 医療用テープの剥離が粗雑である
		■ 医療用テープの接着力が強い
	ベルト等の固定具による摩擦	■ 皮膚とベルト等の固定具の辺縁とが擦れている
感染	不適切なスキンケア	■ 装具交換時に皮膚洗浄を実施していない
		■ 発熱、夏季・高温多湿な環境、こたつの使用などによりストーマ袋部やベルト部等の発汗量が増加し、皮膚が湿潤している
		■ 皮膚保護剤部の体毛を処置していない、あるいは安全剃刀を使用している
		■ 不必要な外用薬の継続使用など、外用薬の誤った使用をしている

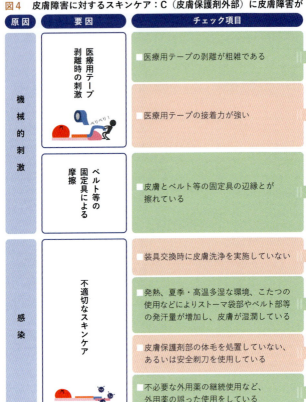

ある場合のスキンケア

ケア：装具・アクセサリー選択	ケア：実践・指導
	1. 医療用テープの使用が必要であれば、テープを約180度に折り返し、皮膚が持ち上がらないように手で押さえながら、体毛の方向に逆らわずゆっくりと剥がす。
1. 医療用テープの使用は、中止が望ましい。 2. 医療用テープ付きの面板の場合は、医療用テープが使用されていない面板に変更する。 3. 医療用テープを使用する場合は、シリコーンテープか、角質剥離の少ない医療用テープに変更する。あるいは、被膜剤を使用する。	
4. ベルト等の固定具が必要か検討する。	2. ベルト等の固定具を締め付ける力を調整する。 3. ベルト等の固定具に皮膚が覆いかぶさる部位、あるいは潜り込む部位に腹帯などの布でカバーする。 4. 面板と固定具の接続部分が皮膚に接触しないように、腹帯などの布でカバーする。
	5. 装具交換時は、洗浄剤を用い十分に皮膚を洗浄する。 （補足：感染を疑う）
5. ストーマ袋のカバー・腹帯を使用する。	5. 装具交換時は、洗浄剤を用い十分に皮膚を洗浄する。 6. ストーマ袋のカバー・腹帯を使用し、発汗した場合には交換する。 （補足：感染を疑う）
	7. 電気シェーバーで体毛を処理する。 （補足：毛包炎を疑う）
	8. ステロイド外用薬を使用している場合は、医師に相談する。

（次頁につづく）

Part 2 ストーマへの基本的なアプローチ

(図4つづき)

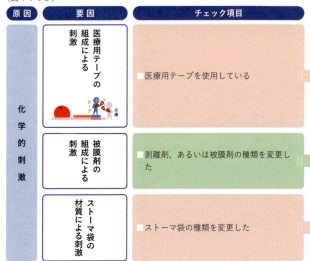

原因	要因	チェック項目
化学的刺激	医療用テープの組成による刺激	☐ 医療用テープを使用している
	被膜剤の組成による刺激	☐ 剥離剤、あるいは被膜剤の種類を変更した
	ストーマ袋の材質による刺激	☐ ストーマ袋の種類を変更した

日本創傷・オストミー・失禁管理学会編：ABCD-Stoma®ケアとその使用方法．ABCD-Stoma®に基づくベーシック・スキンケア ABCD-Stoma®ケア．日本創傷・オストミー・失禁管理学会，東京，2014：28-31．より引用

ケア:装具・アクセサリー選択	ケア:実践・指導
1 医療用テープの使用は、中止が望ましい。 2 医療用テープ付きの面板の場合は、医療用テープが使用されていない面板に変更する。 6 医療用テープを変更する。この場合、粘着成分の異なる医療用テープを選択する。ただし、医療用テープを変更して皮膚障害が起こった場合は、以前の医療用テープに戻す。	9 医師と協働し、医療用テープの貼付試験を行う。 (補足:接触皮膚炎を疑う)
7 該当する製品を変更する。ただし、変更して皮膚障害が起こった場合は、以前の製品に戻す。 8 被膜剤の場合は、使用が必要かを検討する。	10 剝離剤使用後は、洗浄剤を用い十分に皮膚を洗浄する。 11 医師と協働し、剝離剤、あるいは被膜剤の貼付試験を行う。 (補足:接触皮膚炎を疑う)
9 以前のストーマ袋に戻す。	(補足:接触皮膚炎を疑う)

図5　D（色調の変化）がある場合のスキンケア

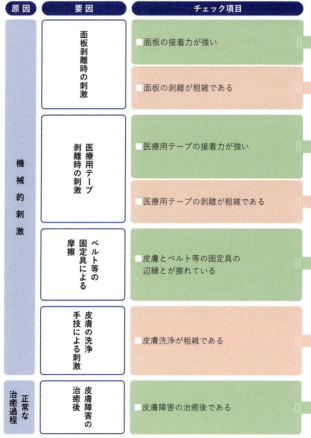

日本創傷・オストミー・失禁管理学会編：ABCD-Stoma®ケアとその使用方法．ABCD-Stoma®に基づくベーシック・スキンケア ABCD-Stoma®ケア．日本創傷・オストミー・失禁管理学会，東京，2014：34-35．より引用

ケア：装具・アクセサリー選択	ケア：実践・指導
1 剥離剤を使用して面板を剥離する。 2 粘着力の弱い面板に変更する。ただし、交換予定日より早く交換していた場合は、交換間隔を延長できれば面板の変更を考慮する必要はない。	1 面板の交換間隔を守る。
	2 指で皮膚を押さえながら、または皮膚と面板の間に微温湯で濡らした布や不織布ガーゼを用いながら、ゆっくりやさしく剥がす。
3 医療用テープの使用は、中止が望ましい。 4 医療用テープ付きの面板の場合は、医療用テープが使用されていない面板に変更する。 5 医療用テープを使用する場合は、シリコーンテープか、角質剥離の少ない医療用テープに変更する。あるいは、被膜剤を使用する。	
	3 医療用テープの使用が必要であれば、テープを約180度に折り返し、皮膚が持ち上がらないように手で押さえながら、体毛の方向に逆らわずゆっくりと剥がす。
6 ベルト等の固定具が必要か検討する。	4 ベルト等の固定具を締め付ける力を調整する。 5 ベルト等の固定具に皮膚が覆いかぶさる部位、あるいは潜り込む部位が直接皮膚に接触しないように、布でカバーする。 6 面板と固定具の接続部分が直接皮膚に接触しないように、布でカバーする。
	7 洗浄剤をよく泡立て、やさしく洗う。
7 可能であれば、保湿機能成分を含む洗浄剤に変更する。 8 可能であれば、保湿機能成分を含む面板に変更する。	8 経過を観察する。

Part 2 ストーマへの基本的なアプローチ

図6 皮膚障害の程度によるスキンケア

1：皮膚疾患を見逃さないための判断

観察項目	ケア内容
強い熱感がある、あるいはストーマ周囲皮膚以外にも同様の皮膚障害がある	1　いずれかに該当する場合は、早急に医師に報告する。

2：皮膚の損傷の程度に合わせたケア

皮膚の損傷の程度	
A2、A3、B2、B3、C2、C3の場合	2　皮膚保護剤貼付時には、びらん部に粉状皮膚保護剤を散布してから貼付する（余分な粉状皮膚保護剤が残っていると面板の接着が悪くなるので、余分な粉状皮膚保護剤を払い落とす）。 3　水疱がある場合は、剥離剤を使用して皮膚保護剤や医療用テープを剥離する。 4　皮膚障害部の薬剤の塗布に際しては、可能な限りローションタイプの処方を依頼する。ローションタイプの外用薬がなく、軟膏、クリームタイプが処方された場合は、塗布後しばらく時間をおいてから軽く拭き取り、その後貼付する。
A15、B15、C15の場合	5　早急に医師に報告する。 6　皮膚保護剤貼付時には、潰瘍部に粉状皮膚保護剤、あるいはアルギン酸塩ドレッシング材を用いてから貼付する。 4　皮膚障害部の薬剤の塗布に際しては、可能な限りローションタイプの処方を依頼する。ローションタイプの外用薬がなく、軟膏、クリームタイプが処方された場合は、塗布後しばらく時間をおいてから軽く拭き取り、その後貼付する。

※アルギン酸塩は親水性ファイバーとする。

日本創傷・オストミー・失禁管理学会編：ABCD-Stoma®ケアとその使用方法．ABCD-Stoma®に基づくベーシック・スキンケア ABCD-Stoma®ケア．日本創傷・オストミー・失禁管理学会，東京，2014：32-33．より引用

Part 2 ストーマへの基本的なアプローチ

ストーマ周囲皮膚のスキンケア

ストーマ周囲皮膚の状態

1 | ストーマ周囲皮膚の特徴

- ストーマ周囲皮膚は、広義に捉えるとレッグバッグなどが触れる部位も含まれるが、ここではストーマ装具を貼付する範囲とその周辺とする。
- ストーマ周囲皮膚は、繰り返し長期的に化学的刺激、物理的刺激を受けやすく、少しずつ変化していく。
- 皮膚に装具を貼り続けるため、皮膚表面が覆われて閉塞性環境となる。図1にストーマ周囲の部位別に生じやすい要因を示す。

図1 ストーマと周囲皮膚の観察部位と主な皮膚障害の原因

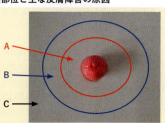

A：ストーマ近接部
- 排泄物の化学的刺激
- 保護剤成分
- 凸面型装具による圧迫

B：皮膚保護剤貼付部
- 皮膚保護剤成分の化学的刺激
- 装具剥離時の物理的刺激
- スキンケア時の物理的刺激

C：皮膚保護剤貼付外部
- 面板外縁の物理的刺激
- テープ剥離時などの刺激
- ベルト、固定具などの物理的刺激

工藤礼子：ストーマ周囲の皮膚障害別にみる装具選択のポイントとケア. 看護技術 2021；67（10）：3. より引用

2 | ストーマ周囲皮膚の化学的刺激

- ストーマ周囲が受ける化学的刺激には、排泄物、腸粘液、皮膚保護剤、粘着剤、溶剤などがある。
- 皮膚表面は弱酸性の酸外套で覆われているが、便はアルカリ性で、水様なほどアルカリ性が強く刺激が増す。清澄な尿は弱酸性で皮膚刺激性は少ないが、容易にアルカリ性に傾く。

- 皮膚保護剤は皮膚を保護するためのものではあるが、構成している成分そのものにも化学的刺激が存在する。
- 粘着剤には、皮膚保護剤が皮膚に付くために必要な粘着性成分があり、装具の周囲にあるテープまたは意図的に貼るテープなどの刺激がある。溶剤としては装具を剥がすための粘着剥離剤などの刺激がある。

3 | ストーマ周囲皮膚の物理的刺激

- ストーマ周囲が受ける物理的刺激としては、面板の交換時に生じる剥離刺激、腹部貼付面への排泄物の重さ、凸面型面板やストーマ装具用ベルトなどによる持続的な圧迫、ストーマ袋による刺激などがある。

4 | 閉塞性環境に起こること

- ストーマ装具に覆われた皮膚は閉塞性環境にあり、その環境下の皮膚の反応として**表1**のようなことが起こる。

(工藤礼子)

表1 閉塞性環境下における皮膚の反応

皮膚の反応	皮膚への影響
皮膚の浸軟	水分蒸発が阻害されるため皮膚の浸軟を起こしやすい。浸軟により表皮細胞の結合力の低下をまねく
透過性の亢進	表皮細胞の結合力の低下により、通常は皮膚を透過しない粘着性成分などの化学的物質が容易に皮膚内に侵入する
皮膚表面のアルカリ化と細菌叢の変化	皮膚表面のpH5.0に維持されている酸外套が破壊され、アルカリ化し皮膚表面の細菌が数倍に増殖する
皮膚温度の変化	皮膚表面の生理的範囲を超えた皮膚温の上昇をもたらす。皮膚温の上昇は刺激物質が体内を循環する機転を促進する

藤井京子:スキンケア.伊藤美智子編,ストーマケア.Gakken,東京,2003:68.を参考に作成

Part 2 ストーマへの基本的なアプローチ

ストーマ周囲皮膚のスキンケア

ストーマ周囲皮膚の
スキンケアの基本

1 | 皮膚の清潔

- 排泄物や溶解した皮膚保護剤の粘着成分などの汚れを、洗浄剤を用いて十分に洗浄する。
- この際、洗浄の原理に基づき（図1）、こすらずに汚れを浮かしながらていねいに除去することが大切である。
- 洗浄剤は弱酸性で除去しやすいものが推奨される。ストーマ保有者の中には「清潔」にするためにアルコールなどの消毒剤を用いることがあるが、それは不適切である。

図1 洗浄の原理

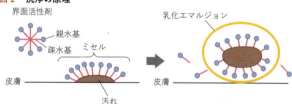

2 | 化学的刺激の除去

- 皮膚刺激性のある排泄物や粘着剤成分を除去することが大切である。
- 皮膚保護剤に皮膚に対する保護作用が保持されているかどうかも重要である。
- 適切な交換間隔を見きわめて維持していく必要があるが、適正な交換間隔は、剥がした面板の皮膚面、面板ストーマ孔周辺の溶解や膨潤の状況から判断する。

3 | 機械的刺激を避ける

- 肉眼的にはわからないが、皮膚保護剤を剥がすたびに、皮膚表面の角質を多少なりとも剥がす恐れがある。
- 皮膚保護剤を剥がす際には、愛護的に行う必要があると同時に、粘着剥離剤の使用が推奨される。洗浄時には皮膚を強くこすらないことが大切である。
- 装着期間を延長させるために、必要のない場合や深すぎる凸型装具の選択、ストーマ装具用ベルトの強い締め付けも避ける。

4 | 感染予防

- 感染予防には、皮膚表面の酸外套による、弱酸性環境を保持することが求められる。
- 皮膚保護剤の適切な交換間隔を守り、交換時にはていねいに汚れを除去し、皮膚の清潔を保つ。
- 体毛が多い場合、汚れの絡みつきや交換時に脱毛され、毛根に細菌が入り込むことがあるため、はさみでのカットや除毛を行う。
- 皮膚が浸軟状態になると細菌が容易に皮膚内に侵入するため、浸軟を予防する。

（工藤礼子）

Part 2 ストーマへの基本的なアプローチ

ストーマの種類別ケア

回腸・結腸ストーマ
術直後のケア

1 | 手術室に迎えに行く前に（図1）

- ストーマを造設する可能性がある場合は、すでに回復室などで術者から患者に伝えられているのか、まだ伝えられていないのかを手術室看護師に確認する必要がある。
- 家族がいる場合には、術者からの説明内容についても把握しておく。
- 患者によってはストーマ造設が病状の深刻さが増していることを意味する場合もあるため、精神的ケアの必要性をアセスメントする。

図1 手術室に迎えに行く前に確認しておくべき、術前に患者が説明された内容

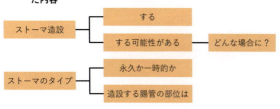

2 | 帰室後の確認

- 術後に術者が貼付した装具の面板に皺が寄っていて、術後早期に排泄物が漏れていることがある。術後早期の排泄物の漏れは、創部感染のリスクとなるため回避する。
- 帰室時には面板が確実に貼付できているかを最初に確認する。皺が寄っていて排泄物が潜り込んで漏れることが予想される場合は、躊躇なく貼り換えを実施する。
- 排泄物の漏れは、患者にとって新しい排泄管理方法の受け入れの障害となる恐れがあるため回避する。

（帯刀朋代）

Part 2 ストーマへの基本的なアプローチ

ストーマの種類別ケア

回腸・結腸ストーマ
術後のストーマケア

1 | ストーマと周囲皮膚の観察

1 ストーマと周囲皮膚の名称
- ストーマとその周囲皮膚の名称について**図1**に示す。名称を共有することで、"どこに"何が起きているかを確認できる。

図1 ストーマとストーマ周囲皮膚の名称

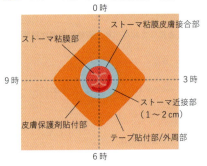

- ストーマ粘膜部
- ストーマ粘膜皮膚接合部
- ストーマ近接部（1〜2cm）
- 皮膚保護剤貼付部
- テープ貼付部/外周部

2 観察項目
- 観察する内容について**表1**に示す。どこに"何が"起きているかを共有できる。これら観察項目に異常が起きているかどうかを判断する力が必要となる。

表1 観察項目

ストーマ	サイズ	縦×横×高さ（mm） ＊最大径と基部径が異なる場合はそれぞれ記録する
	色	赤・白・黒・その他
	粘膜浮腫	有無と程度
	出血	有無と部位
ストーマ粘膜 皮膚接合部	出血	有無と位置
	離開	有無と位置
排泄物	性状	ブリストル便性状スケール
	量	gやmL、あるいは多・普通・少など、施設の基準に沿って記録する
	処理間隔	何時間ごとか

3 ストーマ

- ストーマの状態を表現するためには、サイズ・色・形（正円形・楕円形・マッシュルーム型（図2））・浮腫（図3）・出血の有無、接合部の異常（出血、炎症反応；熱感・発赤・腫脹・疼痛、離開、壊死）の判定が求められる。

図2 マッシュルーム型ストーマ

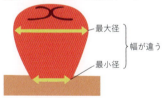

図3 ストーマ浮腫

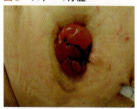

4 ストーマ周囲皮膚

- ストーマ周囲の皮膚に生じる異常として、硬結や浸軟の他、ABCD-Stoma®では紅斑、びらん、水疱・膿疱・潰瘍・ストーマ周囲肉芽腫・偽上皮腫性肥厚・粘膜移植と色素沈着の有無の判定を行う。

5 排泄物

- 排泄物は、ストーマが造設された腸管の位置によって性状と排泄される量が異なる（表2）。
- 便性状は、ブリストル便性状スケール（表3）を用いて表現することが一般的である。
- 排泄物の量は、1日に1,500mL以上の排泄をきたす多排泄量ストーマ（high-output stoma：HOS）が電解質異常や脱水となる可能性がある。
- 特に小腸ストーマや排泄物量の多い場合にはその量のカウントや採血データの確認をし、栄養士との情報共有も併せて実施する。
- 術後3週間を超えてもHOSの場合には、電解質異常から再入院に至る場合もあり、厳密でなくとも患者自身による排泄物量のモニタリング継続は必要なため指導を行う。

表2　腸管部位別の一般的な消化液量と排泄物の硬さ

	小腸（4〜5m）			大腸（約1.5〜2m）					直腸
	十二指腸	空腸	回腸	結腸					
				上行	横行	下行	S状		
流入する消化液		5〜8L→再吸収→		1〜2L					糞便 約100〜200mL
排泄物の硬さ ブリストル便性状スケール（BS）でのめやす		水様 BS7		泥状 BS6	粥状 BS5〜6	半固形 BS5	固形 BS4〜5		

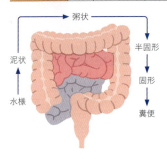

表3 ブリストル便性状スケール

①コロコロ便	②硬い便	③やや硬い便	④普通便	⑤やや軟らかい便	⑥泥状便	⑦水様便

2 | 皮膚保護剤生体界面（面板）

- 皮膚保護剤生体界面の変化は「面板」の変化である。剥がした面板に、どんな変化が起きているかを観察するほかに、使用していた装具がどのような変化を起こす装具なのかもあらかじめ確認しておく。
- 面板は、膨潤と溶解などの変化に加え、便付着の有無も確認する。
  - **膨潤**：排泄物やストーマ粘膜の粘液の水分を吸水して膨らむ変化である
  - **溶解**：膨潤後に皮膚保護剤（基材）が溶けて形を失う変化である（図4）
- 皮膚保護剤が溶解すると皮膚を保護する物理的な機構を失うため、皮膚は排泄物にさらされる。
- 便にさらされた皮膚は障害性が高まるため、面板や近接部に便の付着があるかどうかは装具の交換間隔決定のために重要な情報である。
- 装具交換の間隔設定は、面板の膨潤のうちに行うように設定する。

図4　面板の膨潤と溶解

白くふやけている部分→膨潤

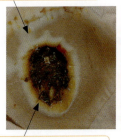
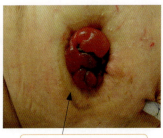

基材が溶解して支持体が露出している部分に便が付着している

拭き取った後だが、皮膚に便が付着していたことがわかる

3 | ストーマ成熟の促進

- ストーマの成熟とは、ストーマ創が癒合し、皮膚障害がなく、排泄物を安定して排泄できることである。
- 小さすぎる穴あけは、ストーマ浮腫の原因となったり接合部の癒合を妨げたり、大きすぎる穴あけは近接部の皮膚障害を起こしたりするため避けなければならない。
- 腹壁の形状に不一致な面板構造の装具を使用することで、過度の圧迫が接合部の癒合を妨げる。
- 漏れが続いて近接部の皮膚障害が発生することは避けたい。
- ストーマの成熟を促すうえで愛護的なケアは不可欠である。
- 計画的な装具交換ができるようなケアを行うとともに、計画外に排泄物の漏れが生じたときでも、看護師自身が心の平静を保って難なく対応しスマートに対応することが必要である。

（帯刀朋代）

Part 2 ストーマへの基本的なアプローチ

ストーマの種類別ケア

尿路ストーマ
ストーマ術後のケア

1 術直後のストーマの特徴

- ストーマ創は腸管粘膜と皮膚を縫合した特殊な手術創である。通常の縫合は同じ組織（皮膚と皮膚、粘膜と粘膜など）で行われることが多く癒合も早い。
- ストーマ創は異なる組織の癒合を図るため、癒合までの時間を要し、些細な刺激で簡単に破綻しやすい創であることを認識しておく必要がある。
- ストーマ周囲は、正中創やドレーンなどの清潔創があり創感染の危険がある。排泄物から完全に遮断した管理を行わないと創が汚染され、創感染を起こす危険がある。
- 尿路ストーマ（回腸導管、尿管皮膚瘻）ではカテーテルが留置される（図1）。
- 尿管カテーテルは、尿管と回腸の縫合不全の予防や、吻合部の狭窄によって起こる腎盂への尿の逆流、逆行性感染、水腎症を防止するために留置される。
- 尿管カテーテルの先端はストーマから出ている。カテーテルは腎盂とつながっているため、逆流防止と清潔操作に留意する必要がある。

図1 術直後のストーマ

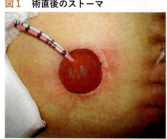

尿管カテーテルが留置されている。

2 | 術直後の主な目標

- オストメイトのサポートを含む看護管理を行い、ストーマ装具の漏れを防ぐ。
- ストーマ創、清潔創それぞれの創傷治癒環境を整え、創傷治癒を促し、合併症を起こさないようにする。

1 合併症の早期発見

- 術直後の装具交換は、合併症の早期発見のために、粘膜、粘膜皮膚接合部、ストーマ周囲皮膚の観察を十分に行わなければならない。
- 合併症は多くの場合、装具を剥がしてから発見されるが、問題意識をもって観察していかないと、合併症と認識されないまま放置されてしまう場合がある。
- ストーマ周囲皮膚の合併症は、漏れ、痛みだけでなく費用の増加、生活の質の低下につながることから、皮膚の問題を迅速に認識して管理することが不可欠とされている。

2 ストーマの観察

- 術後数日間は、ストーマ浮腫、出血、虚血、ストーマ粘膜皮膚離開などの合併症が発生する可能性がある。ストーマ浮腫は術直後には一般的で、通常6〜8週間で治まる。
- 術直後は以下を観察し、観察したことを記録に残す。
- 観察時に異常が認められた場合は、医師に報告して処置を施す。
  - ストーマ粘膜（サイズ、色、浮腫の状態、出血・壊死の有無、排泄口の位置など）
  - カテーテル（長さ、固定の状態、閉塞の有無）
  - 尿（量、性状、流出状況）
  - ストーマ周囲皮膚（面板貼付部位の皮膚掻痒感など）

3 | 術後の装具選択

- 基本的にカテーテル先端から尿が排泄されるため、カテーテル管理が行いやすい二品系か、ウィンドウ付きのものを選択する。
- 尿は空気に触れるとアルカリ性に傾く。一度排泄された尿が逆流して逆行性感染を起こさないようにするため逆流防止弁が付いた装具を選択し、採尿バッグに接続してドレナージを行う。

1 カテーテル挿入中の装具交換

- カテーテルが抜けないようにする（固定の状態や長さを把握しておく）。
- カテーテルは不潔にならないように、鑷子か滅菌ガーゼで包んで持つ。このとき、カテーテル先端の尿が逆流しないように注意する。
- カテーテルから尿が出ていることを確認する。
- 装具を貼る際、カテーテルが逆流防止弁を超えないように注意する（図2）。

図2　カテーテルが逆流防止弁を超えないようにする

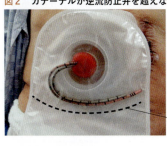

逆流防止弁

4 排泄訓練

- 術後の全身状態が安定したら、以下のようなストーマ袋からの排泄方法の指導を行う。
  - ストーマ袋に尿が1/3～1/2程度溜まったらトイレに促す。
  - 排泄口閉鎖具は製品によって異なるため、手先の器用さなどのセルフケア能力を見きわめたうえでの装具選択が望ましい。
  - 尿を確実にドレナージし、日常生活ができるだけ制限されないようにするために大腿または下腿に採尿バッグを固定することを説明する。夜間の採尿バッグに接続する方法も説明する。

（加瀬昌子）

Part 2 ストーマへの基本的なアプローチ

セルフケア指導

術後のセルフケア指導

1 | セルフケアの習得の開始時期

- 術後合併症等のトラブルがない場合、在院期間は術後7～10日程度となる。セルフケアの習得練習の機会が少ないため、患者の体調や精神状態を考慮しつつ早期に練習を開始する（**表1**）。
- 歩行が可能になればトイレで排泄口から排泄物の廃棄の練習を開始する。
- 初回は看護師が付き添い、一緒に排泄物の廃棄を行う。ウロストーマでは夜間の採尿バッグへの接続の練習も始め、看護師は社会復帰用の装具選択を行う。
- 看護師は、練習時には笑顔を心がけ、患者に「ストーマの状態はいいですよ」など前向きな声かけを行う。大部屋で練習を行う場合は、臭気やプライバシー保護に十分注意する。

表1 セルフケア開始の条件

- 創痛コントロールが良好
- トイレまでの歩行がスムーズ
- 30分程度の座位を保持できる
- ストーマセルフケアに関心を示す発言や態度がみられる

2 | セルフケア指導のポイント

- 患者の状態が良好で、意欲があれば術後3日程度でセルフケアの練習を開始することができる。
- 初回練習時に看護師が手順を示すことが、患者のセルフケア習得を早期に確立させることに役立つ（**表2**）。

表2 看護師の段階的なかかわり

- 1段階：看護師のケアを見学、またはできる部分を一緒に行う
- 2段階：患者主体でケアを行い、看護師は助言と介助を行う
- 3段階：患者が準備から片づけまでの工程を1人で行う

- 入院中に習得した方法で退院後もケアを行うため、退院後にも実際に使用する物品（ストーマケア用のはさみ、洗浄剤など）を用いて練習する。
- 練習中の患者のセルフケア能力をアセスメントし、家族や社会資源の介入が必要と考えられる場合は早めに患者に提案し、支援を依頼する。
- 入院中の練習は2日ごとに行うなど、短期間でも最低3〜4回は練習を行う。
- 入院中の練習は起床時や食事の前等の排泄物の排出が少ない時間帯を設定するが、退院後は食事時間や生活スタイルがさまざまなため、装具交換の時間帯については排泄状態で決めるように指導を行う。

（青井美由紀）

COLUMN

セルフケア指導時の心がけ

看護師の言葉、態度、表情は、患者がストーマを受け入れ、セルフケアを習得することに大きく影響する[1]。

セルフケア指導時に看護師が心がけることを表に示す。

（青井美由紀）

表 セルフケア指導時に看護師が注意すること

- 笑顔
- 前向きな声かけ
- 準備を十分に行い、短時間でスマートな行動（排泄物の廃棄、装具交換等）

文献

1. 政田美喜：特集 超高齢社会におけるストーマ管理とセルフケア指導〜社会変化に伴い、ターニングポイントが迫る中でのストーマケア〜．WOC Nursing 2021；9（8）．

Part 2　ストーマへの基本的なアプローチ

セルフケア指導

装具交換の指導

1. 装具交換中、衣服に排泄物が付着しないように工夫する（**図1**）。両手が使えて、衣服や下着が汚染しないように汚れ防止の準備をする。

図1　装具交換時に衣服を汚さないための工夫の例

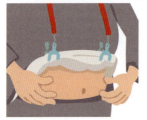

衣服を洗濯ばさみなどで留めるようにして、両手を使えるようにする。

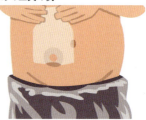

排泄物が垂れてしまった場合でも衣服が汚れないように、ビニール袋などで衣服を保護しておく。

2. 使用する物品をすべて用意する。すぐに使用できるようストーマ袋や面板も穴あけを行っておく。用手成形皮膚保護剤等は使用する量を準備する。
3. ケアを始める前に、実際に使用物品を用いて、これからの手順を患者とともに確認する。必要時、使用物品に番号を記入し、手順を理解しやすいようにする（**図2**）。装具交換をイメージし、実際のケアを開始する。
4. 面板の頭側から、粘着剥離剤を腹部と面板の間に少量ずつ流し込み、足側に向かって全体を剥がす。そのときには腹部を軽く押さえる、面板をゆっくり剥がすなどすると愛護的に剥がすことができる。
5. ストーマ周囲の皮膚に付着している排泄物をティッシュ等でやさしく除去する。
6. 泡状洗浄剤でストーマ周囲皮膚をやさしく洗浄し、汚れを浮き上がらせる。排泄物や汚れを皮膚に残さない。

図2 装具交換の際に使用する物品の例

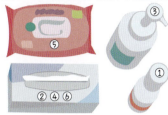

物品の使用順に番号を記入し、手順が覚えやすくなる工夫をする。

7. 洗浄剤をお湯で洗い流すか、またはお湯で濡らした不織布、濡れタオル等で拭き取りを行う。洗浄剤が皮膚に残存していないか、指で触れて皮膚の状態を確認する。
8. ストーマ粘膜、ストーマ周囲皮膚を観察する。非ストーマ造設側の腹部の皮膚の状態と大きな変化がないか観察する。
9. 装具を貼る前は、ティッシュ、不織布等でストーマ周囲皮膚の湿気を拭き取り、皮膚を乾燥させる。
10. ストーマのサイズを確認し、面板の穴と合うか確認する。
11. 装具を貼付する。その際、腹部に皺やくぼみがある場合は、立位やソファー等を利用してファーラー位の体勢をとり、腹壁を平坦にする。その後、利き手で面板を持ち、反対の手でストーマが直視しやすくなるように、ストーマの3〜4cm頭側の腹部を軽く押す（**図3**）。ストーマを上に向けて装着する位置を決めて貼る。押していた腹壁の手をゆっくりゆるめる。貼った後、ストーマ近接部を3分程度軽く押さえて面板の密着を強化する。ただし、強く押しすぎると12時・6時方向の外縁部が浮くため、軽く押さえるよう指導する。その後は外縁部も手掌を当てて、3分程度軽く押さえると密着性が高まる（**図4**）。
12. 使用した装具や汚染物を処理し、手を洗う。処理する際は、使用していたストーマ袋の中が見えないように不透明なビニール袋や新聞紙に入れ、においも漏れないように注意する（処理する日は地域のごみの日に合わせる）。
13. 次回の交換の準備のため、面板の穴あけを行う。ストーマが術直後で腫れている場合は、次回の交換時に縮小する可能性があるため、

図3　ストーマ装具貼付の際の注意

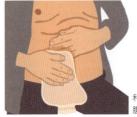

利き手でストーマ装具を持ち、反対の手で腹部を持ち上げて貼る。

図4　面板の密着を強化する方法

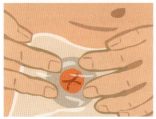

中心部を3分程度軽く圧迫する。

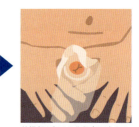

外縁部も軽く3分程度圧迫する。

やや小さめに穴あけし、次回の装具交換時に微調整できるようにしておく。退院後も面板の穴あけが必要な場合は、装具交換時にすぐに行えるよう準備しておくことを指導する。
14. 家族や訪問看護師等の介入が必要な場合は、装具交換の見学や実際に行う機会をつくる。また、退院前には、患者のセルフケアの習得を労い、トラブル発生時などの相談窓口等を明確に伝えておく。

（青井美由紀）

Part 3

ストーマ関連合併症のケア

Part 3 ストーマ関連合併症のケア

びらんのケア

- 「びらん」とは、「表皮または粘膜が病的に欠損して生じる紅色の湿潤面」のことである。
- 表皮の基底層が残っているため治った後は瘢痕にならず、表皮が再生する。
- 皮膚保護剤貼付時には、びらん部に粉状皮膚保護剤を散布してから貼付する（**図1**）。余分な粉状皮膚保護剤が残っていると面板の接着が悪くなるため、余分な粉状皮膚保護剤を払い落とす。
- びらん部は滲出液により表面が湿潤しているため、板状皮膚保護剤（ストーマ装具の面板を含む）が接着しにくい。
- びらん部に粉状皮膚保護剤を使用することで滲出液を吸収し、面板が接着しやすくなる。

図1　びらんへの対処：粉状皮膚保護剤の使用例

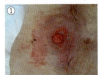

① ストーマ近接部のびらん。

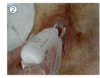

② びらん範囲に粉状皮膚保護剤を散布する。

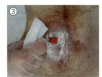

③ ガーゼ等で余分な粉状皮膚保護剤を払い落とす。

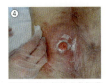

④ 健常皮膚に粉状皮膚保護剤が残らないようにする。

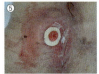

⑤ 必要に応じ、用手形成皮膚保護剤等を併用する。

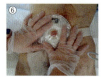

⑥ ストーマ装具を貼付し、しばらく手で押さえて密着させる。

- ただし粉状皮膚保護剤の量が多すぎたり、びらん部を超えて健常皮膚に残ってしまうと剥がれやすくなるため注意する。
- 皮膚障害部の薬剤の塗布に際しては、可能な限りローションタイプの処方を依頼する。ローションタイプの外用薬がなく、軟膏、クリームタイプが処方された場合は、塗布後しばらく時間をおいてから軽く拭き取り、その後貼付する。
- ステロイド剤の長期使用は、皮膚の萎縮、菲薄化、毛細血管拡張等の副作用を引き起こすため、漫然と使用せず、症状が治まったら使用を中止する。

(渡辺光子)

> **COLUMN**
> ### ストーマ周囲の皮膚障害を引き起こす要因
>
> ストーマ周囲の皮膚障害の原因は、①排泄物の付着、②排泄物以外の要因に分けられる。
>
> 排泄物、特に便は消化酵素が含まれているため皮膚への化学的刺激になる。固形便に比べて水様便に近づくほど便はアルカリ度を増し、酵素活性が高まるため、皮膚への刺激も強まる。そのため、回腸ストーマよりも結腸ストーマのほうが皮膚障害を起こしやすい。
>
> 尿路ストーマの場合、排泄された尿は時間経過とともに空気中の細菌と反応して尿素がアンモニアへと分解されアルカリ性に傾く。尿路感染など細菌の影響を受けている尿はアルカリ性となる。
>
> ストーマ近接部の皮膚は、排泄物の水分によって浸軟を起こしやすく、さらに消化酵素やアルカリ尿などの化学的刺激を受けやすい状況に置かれている。そのため、ストーマ周囲の皮膚障害を予防するためには、排泄物の接触を最小限とし、浸軟を予防し、pHを緩衝して化学的刺激を低減することが有効となる。
>
> 排泄物以外の皮膚障害の要因としては、①面板の剥離や摩擦・凸面型装具や固定具の圧迫などの物理的刺激、真菌症などの皮膚感染症、ストーマ用品の組成による化学的刺激などがある。
>
> (渡辺光子)

Part 3 ストーマ関連合併症のケア

潰瘍のケア

- 「潰瘍」とは、「びらんよりも深く、真皮深層または皮下脂肪層までに達する組織欠損」のことである。
- 潰瘍や組織増大がある場合は、びらんのケアに加えて以下の対応を行う。
- 潰瘍は、壊疽性膿皮症や類天疱瘡など皮膚疾患との鑑別を考慮する必要がある。
- 外用薬の使用など、治療的な介入を必要とする場合がある。
- 皮膚保護剤貼付時には、潰瘍部に粉状皮膚保護剤あるいは親水性ファイバーを用いてから貼付する。
- 潰瘍からの滲出液を吸収し治癒環境を整える目的で、皮膚欠損部に親水性ファイバーを用いる（図1）。

（渡辺光子）

図1　潰瘍の対処：親水性ファイバーの使用例

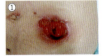

① ストーマ粘膜皮膚離開創に連続した皮膚潰瘍。

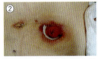

② 離開部の創腔に親水性ファイバーを充填する。

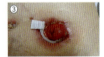

③ 滲出液の多い潰瘍面にも親水性ファイバーをあてる。

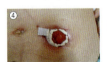

④ pH緩衝目的でストーマとの境目に粉状皮膚保護剤を散布する。粉状皮膚保護剤は親水性ファイバーの上にかかっても問題ないが、健常皮膚には及ばないようにする。

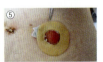

⑤ 親水性ファイバーを覆い隠すように、用手形成皮膚保護剤を貼付し、ストーマとの隙間を作らないようにする。その上からストーマ装具を貼付する。装具交換間隔は2日以内とした。

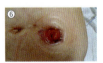

⑥ 3週間後。潰瘍部の肉芽増殖・上皮形成が進み、滲出液が減少した。親水性ファイバーの使用を中止し、粉状皮膚保護剤での対応へ変更した。

Part 3 ストーマ関連合併症のケア

びらん・潰瘍のケアの実際

事例紹介

60歳代、女性。直腸癌にて双孔式回腸ストーマを造設

- ストーマ造設後、セルフケアを習得して退院された。3週間後のストーマ外来受診時、ストーマ周囲皮膚にびらんを認めた。

ストーマ周囲皮膚の観察とABCD-Stoma®の採点（図1）

- ストーマ近接部（A）にびらんを生じており、洗浄時の痛みを感じていた。びらんの範囲に一致して面板の接皮側には水様便が付着していた。
- 皮膚保護剤部（B）と皮膚保護剤外部（C）には皮膚障害を認めず、色調の変化はなかった。ABCD-Stoma®の採点結果は、「A2B0C0：2D0」であった。

1 | ストーマケアの確認

- 通常のスキンケア方法や使用している装具・ストーマ用品類の種類、使用方法などが適切か、皮膚障害が生じた前後で変化があったかなどを確認する（表1）。
- 本症例では退院時は凸面型単品系イレオストミー用装具を使用し、3日ごとに交換していた。
- ストーマ近接部には用手成形皮膚保護剤を併用していた。
- 粘着剥離剤を用いて装具を剥がし、弱酸性洗浄剤でストーマ周囲をていねいに洗うなど、スキンケア方法は適切に行えていた。
- 排泄物は水様便で多量、ストーマ袋からの排出処理は1日6回以上行っており、便が漏れることはなかった。
- 退院後のケア方法を本人に確認すると、交換間隔を4日ごとに変更していたことがわかった。また、びらん部には粉状皮膚保護剤を開始していた。

図1 退院後の初回外来でのABCD-Stoma®の採点結果

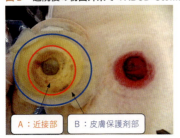

	観察部位	程度	初回得点
A	近接部	びらん	2
B	皮膚保護剤部	障害なし	0
C	皮膚保護剤外部	障害なし	0
D	A、B、Cを合わせた部位の色調の変化	障害なし	0
		合計得点	2

A2B0C0：2D0

表1 ストーマケアの確認項目

- スキンケア方法：装具の剥がし方・貼り方、皮膚の洗い方・拭き方
- ストーマ装具の種類とサイズ
- 使用しているすべてのストーマ用品類（粘着剥離剤、皮膚被膜剤、テープ類、ストーマ装具用ベルト等）の種類と使用方法
- 装具の交換間隔
- 排泄物の性状と量
- ストーマ袋内の排泄物の処理の頻度、貯留状況
- セルフケア状況、介護状況
- 外用薬使用の有無
- その他（ケア方法で変更した点、気になる点など）

2 | 全身状態に応じたスキンケア選択

- ABCD-Stoma®ケアのチェック項目を確認した結果、皮膚の脆弱化の要因となるような疾患・治療・所見で当てはまる項目はなかった（**表2**）。

表2　全身状態の確認項目

- 免疫力の低下
- 抗がん薬治療・放射線治療
- 肝機能・腎機能の低下
- ステロイド薬の処方（外用薬を含む）
- スキン-テアの所見
- 認知機能の低下
- セルフケア能力の低下（体調不良含む）

日本創傷・オストミー・失禁管理学会編：ABCD-Stoma®に基づくベーシック・スキンケア ABCD-Stoma®ケア．日本創傷・オストミー・失禁管理学会，東京，2014：18-21．を参考に作成

3 | 皮膚障害に対するスキンケア選択

- ABCD-Stoma®ケアより、ストーマ近接部に皮膚障害がある場合のチェック項目を確認した（**表3**）。
- 本症例の場合、①ストーマ周囲にくぼみがある、②ストーマに腹壁の皮膚が覆いかぶさる（オーバーハング）（**図3**）、③水様便である、④面板の交換間隔を延長している、の4つが該当した。
- ①と②に対して選択すべきケアは、「皺の補正」「ベルトの使用」「凸型の面板の使用」「硬い面板の使用」であるが、これらはすでに実施できている。
- ③に対するケアは「装具の交換を早める」、④に対しては「適切な装具交換間隔にする」であり、患者にはこの2つのケアを選択する必要があることが導き出された。
- びらんへの対応として、①粉状皮膚保護剤の使用、②粘着剥離剤の使用はすでに実践されている。
- 患者にはびらん部の痛みがあったため、炎症を抑える目的でローションタイプのステロイド外用薬が処方された。

表3　皮膚障害がある場合の確認項目

- ストーマ周囲皮膚に、皺・くぼみ・オーバーハングがある
- ストーマヘルニアがある
- ストーマの高さがない
- 皮膚保護剤の浮きがある
- 発汗量が増加している
- 水様便、または排泄量が多い
- 面板の交換を延長している
- ストーマ周囲に瘻孔がある
- 排泄物が皮膚に付着している
- 装具の穴あけサイズが不適切である
- 機械的刺激がある（剥離刺激・摩擦・凸面装具の圧迫・ベルト等の摩擦）
- スキンケアが不適切である
- アルコール含有のストーマ用品（用手成形皮膚保護剤・粘着剥離剤・皮膚被膜剤等）を使用している
- 皮膚保護剤、またはその他のケア用品の種類を変更した
- 外用薬の誤った使用をしている

日本創傷・オストミー・失禁管理学会編：ABCD-Stoma®に基づくベーシック・スキンケア ABCD-Stoma®ケア．日本創傷・オストミー・失禁管理学会，東京，2014：22-23．を参考に作成

図3　腹壁の状態（座位）

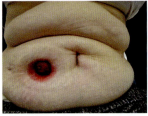 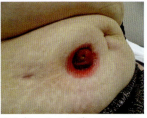

座位になると、ストーマに皮膚が覆いかぶさり（オーバーハング）、ストーマ周囲皮膚にくぼみが生じる。

4 │ スキンケアの実施

①装具交換間隔を2日ごととし、びらんが改善した後は3日ごととする。
②装具交換日は、びらん部にステロイド外用薬（ローションタイプ）を塗布する。痛みやびらんが治癒したら外用薬は中止する。

5 | 実施後の評価

1か月後のストーマ外来では、びらんが治癒し、痛みも消失していた（**図4**）。装具交換は3日ごとに行い、漏れることなく経過していた。ストーマ近接部（A）の範囲に色素沈着があるが、皮膚障害の治癒後であり正常な治癒過程といえるため、経過観察とした。

（渡辺光子）

図4　1か月後の状態

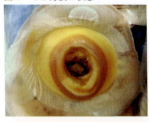
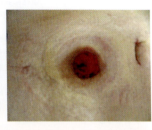

観察部位		程度	得点	
			初回	1か月後
A	近接部	障害なし	2	0
B	皮膚保護剤部	障害なし	0	0
C	皮膚保護剤外部	障害なし	0	0
D	A、B、Cを合わせた部位の色調の変化	色素沈着あり	0	P
合計得点			2	0

A0B0C0：0DP

Part 3 ストーマ関連合併症のケア

偽上皮腫性肥厚（PEH）のケア

1 | PEHの病態と症状

- 偽上皮腫性肥厚（pseudoepitheliomatous hyperplasia：PEH）は、ストーマ周囲にいぼ状、乳頭状に表皮が真皮へ向かって高度に肥厚、延長して侵入し、有棘細胞がんに類似する組織所見を呈する合併症である（**図1**）。
- 原因は、主に尿やアルカリ性排泄物の付着による浸軟、慢性的な皮膚刺激から、角質が増生、表皮肥厚をきたす。結果として、排泄物に曝露される凹凸不整の部位に一致する皮膚に、乳頭腫様の皮疹を有する。
- 特にアルカリ尿や尿路感染では、尿pHがアルカリ化するため、皮膚保護剤の溶解が早くなることが知られている。
- 痛みを伴うために、面板の穴あけを大きくして貼付し、悪循環を繰り返すことが多い。

図1 偽上皮腫性肥厚（PEH）の症例

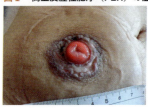

[判断の基準]
面板の皮膚保護剤の溶解部に一致したストーマ近接部に乳頭様の皮膚変化と浸軟によるびらん・潰瘍が見られ、疼痛を伴うPEHと判断した。

2 | ストーマ装具と腹壁に合わせた装具選択と貼付方法

- PEHの予防には、ストーマ周囲の皮膚の露出を最小限にしたストーマ装具を装着し、交換頻度を皮膚保護剤の溶解に応じて評価し、変更する。
- 具体的には、ストーマサイズに適した面板の穴あけを行い、必要に応じてストーマ近接部の凹凸を用手成形皮膚保護剤などで補正もしくは短期間交換で尿による皮膚の浸軟を予防する。

3 | ストーマ装具交換頻度の評価

- ストーマ近接部が排泄物に曝露される前にストーマ装具を交換する。

4 | 尿pHのコントロール：飲水、クランベリージュースの摂取

- 濃縮尿、尿路感染などによるアルカリ尿が皮膚の慢性的な刺激となるため、水分の摂取は尿の酸性化のため有用である。
- クランベリージュースの飲用で尿のpHの低下や尿路感染・PEHの改善の報告があり、継続的に摂取することで効果が期待できる。
- 2010年以前には、クエン酸や酢を用いたストーマ周囲のスキンケアの文献があったが、エビデンスが不十分なため、推奨しない。

（渡邉光子）

COLUMN

ストーマ合併症の処置に関する指針

1．ストーマ合併症の定義
　ストーマ合併症とは、ストーマ保有者が排泄やストーマ管理を行う上で適切な予防、ケアや治療を行わないと管理困難を引き起こし、日常生活に支障をきたすストーマおよびストーマ周囲の疾病や病態と定義する。

【具体例】ストーマ周囲皮膚障害（紅斑、炎症、表皮剥離、びらん、潰瘍、肥厚等）、傍ストーマヘルニア、ストーマ脱出、ストーマ腫瘤、ストーマ部瘻孔、ストーマ静脈瘤、ストーマ周囲肉芽腫、ストーマ周囲難治性潰瘍、ストーマ粘膜皮膚離開、ストーマ粘膜皮膚侵入、ストーマ壊死、ストーマ陥没、ストーマ狭窄、ストーマ部出血、偽上皮腫性肥厚等。

2．ストーマ合併症の処置に関する原則
①ストーマ合併症の診断と重症度分類に基づく評価を行うこと。
②患者の日常生活を考慮し、各ストーマ合併症に応じた適切な処置を実施すること。
③ストーマ合併症の処置実施後の評価を行うこと。

https://www.jsscr.jp/files/news20250212.pdfより引用

Part 3 ストーマ関連合併症のケア

PEHのケアの実際

1 | 事例の概要

事例紹介

80歳代、男性。12年前、膀胱癌のため回腸導管術施行

- ストーマケアはご自身で実施していた。最近、小児頭大の傍ストーマヘルニアが生じ、ストーマ装具が漏れることがたびたびあった。
- 心不全による飲水量の制限のため尿量が少なく、ストーマ装具が漏れてもオムツを当てて生活をしていた。
- 漏れだけでなく、ストーマ周囲の痛みを生じてストーマ外来に来院された。来院時のストーマの状態を**図1**に、ストーマ周囲の皮膚状態を**図2**に示した。初回のABCD-Stoma®評価は**表1**のとおりである。

ストーマ局所管理の情報

- ストーマサイズ：縦19mm×横17mm×高さ5mm
- 使用装具：既製孔30mmの凸型嵌め込み具内蔵単品系装具
- 皮膚保護剤の特徴：膨潤タイプ
- 交換頻度：漏れるたび。それまでは週1回交換
- 尿pH：8.0
- ABCD-Stoma®：A15B2C0：17DP

図1　来院時のストーマの状態

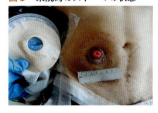

図2　ストーマ周囲の皮膚状態

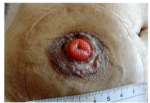

表1　初回のABCD-Stoma®

観察部位		程度	初回得点
A	近接部	潰瘍	15
B	皮膚保護剤部	びらん	2
C	皮膚保護剤外部	障害なし	0
D	A、B、Cを合わせた部位の色調の変化	色素沈着あり	P
		合計得点	17

A15B2C0：17DP

2 | ストーマケアの方向性

- 来院時にストーマ9時方向より漏れを生じており、ストーマ近接部の皮膚は白く浸軟・いぼ状を呈し、一部びらんから潰瘍を形成していた。
- 石鹸で洗うとストーマ近接部の疼痛が強く、疼痛部位にストーマ装具がかからないよう、面板の穴の大きいものを使用していた。
- ストーマ近接部の皮膚が尿に曝露されるために生じたPEH状態を判断し、ストーマケアの変更を提案することとした。

3 | 具体的なケア方法

❶傍ストーマヘルニアに応じたストーマ装具の変更と適正なサイズの穴あけ

- 傍ストーマヘルニアがあるため、ヘルニアの腹壁に密着する単品系ストーマ装具に変更し、穴あけサイズはストーマサイズにあったφ20mmとした。

❷潰瘍部が治癒するまで、1日ごとのストーマ装具交換

- ストーマ近接部3〜7時の潰瘍部が治癒するまで、1日ごとのストーマ装具交換をしていただいた。そのかわり、その他のストーマケア用品は使用せず、石鹸で洗い、ストーマ装具を貼るだけのシンプルなケアにした。

❸クランベリージュースの紹介

- 高齢、心不全のため水分摂取を促すことが困難と考え、循環器科の主治医に許可を得てクランベリージュースの飲用を勧めた。

4 ケアの結果

- 10日後にはストーマ周囲のいぼ状の隆起は平らになり、潰瘍は色素脱失を残して治癒してABCD-Stoma®は0点となった（**図3、表2**）。新しいストーマ装具の交換手技は確立しており、皮膚保護剤の溶解もストーマ近接部均一で、漏れを生じることはなかった。
- クランベリージュースは時々飲用する程度だったが、尿pHは7.0と減少傾向で、可能な範囲で続けてもらうこととした。

（渡邉光子）

図3　10日後のストーマの状態

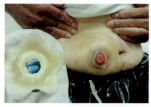

表2　10日後のABCD-Stoma®

観察部位		初回		10日後	
		程度	得点	程度	得点
A	近接部	潰瘍	15	障害なし	0
B	皮膚保護剤部	びらん	2	障害なし	0
C	皮膚保護剤外部	障害なし	0	障害なし	0
D	A、B、Cを合わせた部位の色調の変化	色素沈着あり	P	色素脱失あり	H
		合計得点	17		0

A0B0C0：0DH

Part 3 ストーマ関連合併症のケア

真菌感染症のケア

1 | 真菌感染症の病態と症状

- ストーマ周囲の真菌感染症は、尿路ストーマや回腸ストーマに多く発生する。表皮に限局する浅在性真菌症のカンジダ症や白癬が多い。
- 視診では、境界明瞭な紅斑や衛星病変を伴う斑状丘疹状皮疹を形成し、辺縁に鱗屑を生じ、ときにびらん面を呈する。
- 軽い掻痒あるいは疼痛を伴うこともある。ストーマ近接部、面板外縁、ストーマ袋の下面に好発する。
- 診断は、鱗屑や水疱部を掻き取り、水酸化カリウムで固定するKOH法にて顕微鏡で菌を確認する（図1）。
- 原因は発汗や壁の皺やくぼみの補正不足による排泄物の侵入による不衛生状態、不適切なストーマ装具の交換頻度等で、面板下の皮膚の浸軟などが誘因となり皮膚の間擦部に発生する。
- 抗生物質の投与や抗がん剤治療を受けて免疫力が低下している患者、糖尿病患者等の外的要因が関与する。
- ストーマ周囲皮膚病変のうち最も多い排泄物による接触皮膚炎とは異なり感染に分類されるため、皮膚変化を正確にとらえる必要がある。

図1 真菌感染症（カンジダ症）の症例

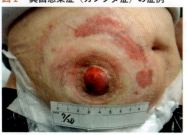

排泄物の付着していない面板外縁に境界明瞭で小水疱を伴う紅斑があり掻痒感を伴うため皮膚科受診をした。KOH法によりカンジダを検出した。

2 | 抗真菌薬の外用

- 洗浄をしっかり行い皮膚に残っている粘着剤や外用薬を除去する。
- ローションタイプの外用薬を点々と置き、ストーマ装具を装着しない時間をとるようにする。
- ストーマ周囲に水分が残っている場合は、ガーゼやティッシュなどで押さえ拭きした後に装具を貼付する。
- ワセリン等の油脂性基剤は面板の粘着を妨げるため、頭皮用ローション基剤の中から粘稠度の低い製品を選び、面板に点々と置いて吸収された後に装着するとよい。
- 洗浄と十分な乾燥、処方された抗真菌パウダーを塗布し、皮膚保護剤を使用するとしている報告もある。
- 再発予防のためミコナゾール硝酸塩配合洗浄剤の使用もよいとされている。

3 | ストーマ装具の適正な交換と保清

- ストーマ近接部では、排泄物による湿潤により真菌感染症を起こすことがある。
- ストーマ装具を長持ちさせるために面板周囲をテープで固定して交換時期を遅らせることが続くと不衛生な状態となったり、汗などから面板下が湿潤し真菌繁殖の培地となる。
- ストーマ装具やライフスタイルに合わせた適正な交換と、清潔保持を指導する。

4 | 湿潤のコントロール

- 排泄物や汗、創部の滲出液などにより、ストーマ装具や周囲皮膚が浸軟することを避ける。
- 適正なストーマ装具の交換と合わせて、汗を吸収するためにストーマ袋カバーを併用したり、入浴後にはストーマ袋の水分を拭き取るようにする。

（渡邉光子）

Part 3 ストーマ関連合併症のケア

真菌感染症のケアの実際

1 | 事例の概要

事例紹介

70歳代、男性。膀胱癌のため回腸導管術施行し、抗がん薬治療を継続中

- 抗がん剤は、白血球減少のためG-CSF（granulocytecolony stimulating factor：顆粒球コロニー形成刺激因子）製剤を投与している。
- 趣味のゲートボールを週2回楽しみながら生活していた。
- ストーマケアは自身で実施していた。ストーマ装具はフィット感がよいものを好み、テープ付きの単品系装具を使用していた。
- テープ部から滲出液と掻痒感を伴う紅斑が出現し、面板が剥がれやすくなったため来院。
- 紅斑を生じた部位の滲出液を吸収するため、ティッシュと市販の絆創膏を重ねて貼付し、テープ部の外縁にはさらに皮膚保護剤の補強テープを貼付していた。来院時のストーマの状態（**図1**）と初回のABCD-Stoma®評価（**表1**）を示す。

図1　来院時のストーマの状態

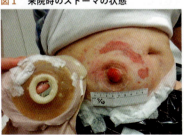

表1　初回のABCD-Stoma®

	観察部位	程度	初回得点
A	近接部	障害なし	0
B	皮膚保護剤部	紅斑	1
C	皮膚保護剤外部	小水疱	3
D	A、B、Cを合わせた部位の色調の変化	色素沈着あり	P
		合計得点	4

A0B1C3：4DP

ストーマ局所管理の情報

- ストーマサイズ：縦23mm×横20mm×高さ5mm
- 使用装具：既製孔30mmのテープ付き凸型嵌め込み具内蔵単品系装具
- 皮膚保護剤の特徴：膨潤タイプ
- 交換頻度：週2回
- 尿pH：7.0
- ABCD-Stoma®：A0B1C3：4DP

2 | ストーマケアの方向性

- ストーマ装具の面板外縁のテープ部に一致する11〜3時方向に小水疱を伴う紅斑、びらんを生じており、洗浄時に疼痛があった。
- ゲートボールをする際にかがむことが多く、面板の上に腹壁が食い込む体勢をとることがあった。実際にかがんでもらったところ、面板の皮膚保護剤部分とテープ部の間に皺が生じ、汗が貯留することが予測された。ストーマ袋下の皮膚変化はなかった。
- ストーマ装具のテープ部に汗が貯留し皮膚が浸軟すること、抗がん剤治療による免疫低下を誘因とした真菌感染症を疑い、主治医に皮膚科へのコンサルテーションを依頼した。
- 皮膚科でのKOH法にてカンジダを検出し、外用薬が処方された。

3 | 具体的なケア方法

❶外用薬塗布方法の指導
- 外用薬はストーマ装具の装着に支障がないよう、皮膚科医師にローションタイプの処方を依頼した。
- 塗布方法は、指先にローションをとって皮膚に擦り込むのではなく、皮膚を押さえるようにローションを塗布した後、1分間放置して外用薬を皮膚になじませるように指導した。
- その後、ティッシュでローションを押さえ拭きして面板を装着した。塗布後、面板が剥がれるのを回避するため30分は安静にしてもらうよう指導した。

❷1日ごとのストーマ装具交換
- 外用薬の塗布を頻回に行うため、1日ごとにストーマ装具を交換してもらうようにした。
- テープ部に汗が貯留して浸軟すること、外用薬を塗布するためにテープ部を切って装着するよう指導した。
- 膨潤タイプの皮膚保護剤を使用しており、手持ちの装具が多数あったため、同じものを継続して使用してもらうようにした。

❸湿潤対策
- 入浴後や汗をかいた後に、袋部や面板と皮膚の段差部に水分が溜まらないようによく拭いてもらい、汗による面板テープ部と袋部の湿潤回避のためストーマ袋カバーを併用してもらうようにした。

4 | ケアの結果

- 14日後、びらんと小水疱は治癒し、薄い紅斑を残すのみに改善した（**図2**）。ABCD-Stoma®は2点となった（**表2**）。
- その後は、面板が剥がれることなくゲートボールを続けられた。ただし、面板には汗による膨潤変化が点状に見られていたため、再発予防のために夏季はストーマ装具の交換を週3回にすることを提案した。

（渡邉光子）

図2　14日後のストーマの状態

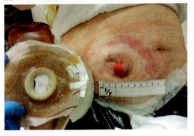

表2　14日後のABCD-Stoma®

観察部位		初回		14日後	
		程度	得点	程度	得点
A	近接部	障害なし	0	障害なし	0
B	皮膚保護剤部	紅斑	1	紅斑	1
C	皮膚保護剤外部	小水疱	3	紅斑	1
D	A、B、Cを合わせた部位の色調の変化	色素沈着あり	P	色素沈着あり	P
		合計得点	4		2

A0B1C1：2DP

Part 3 ストーマ関連合併症のケア

ストーマ静脈瘤のケア

1 | ストーマ静脈瘤の原因

- ストーマ静脈瘤は、「慢性的静脈血還流不全によりストーマ（周囲）にできた静脈の拡張蛇行」と定義される。
- ストーマ静脈瘤は、肝硬変や多発性肝転移、肝臓癌の進行などにより門脈圧亢進状態をきたした場合に起きうる合併症である。
- 門脈圧亢進があると、ストーマ粘膜皮膚接合部に腸管の静脈と腹壁の静脈との門脈体循環短絡（シャント）が形成され、門脈血が体循環最小静脈にも流入することで、ストーマ静脈瘤が発生する。

2 | ストーマ静脈瘤の症状

- ストーマ静脈瘤は、ストーマ粘膜、粘膜皮膚接合部、ストーマ周囲皮膚に発生する。
- ストーマ静脈瘤は、ストーマ周囲皮膚に環状の色調変化（初期は発赤、症状の進行により暗赤色）や放射状の静脈怒張を認め、粘膜面には数珠状や結節状の静脈怒張や蛇行が認められる（図1）。
- ストーマ静脈瘤が存在するだけの状態では診断に至ることは難しく、ストーマ静脈瘤からの出血で気づくこともある。
- ストーマ静脈瘤を合併すると、わずかな刺激によりストーマ粘膜や粘膜皮膚接合部より出血が起こり、大量出血をきたすこともある（図2）。
- 起床時、ストーマ袋内に多量の血液が貯留するなど、突然の出血でストーマ外来などを受診される場合もある（図3）。
- ストーマ静脈瘤の診断は、肉眼所見とともに超音波検査や造影CTなどで診断する。超音波検査や造影CTは、肉眼では判別できないストーマ粘膜下の怒張した静脈を明瞭に描出できる。

（杉本はるみ）

図1　ストーマ静脈瘤のABCD-Stoma®の採点例：ストーマ周囲皮膚に色調変化が認められる

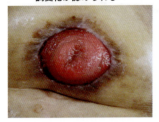

	観察部位	程度	初回得点
A	近接部	紅斑	1
B	皮膚保護剤部	障害なし	0
C	皮膚保護剤外部	障害なし	0
D	A、B、Cを合わせた部位の色調の変化	色素沈着あり	P
		合計得点	1

A1B0C0：1DP

図2　ストーマ静脈瘤のABCD-Stoma®の採点例：粘膜皮膚接合部からの出血

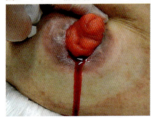

	観察部位	程度	初回得点
A	近接部	紅斑	1
B	皮膚保護剤部	紅斑	1
C	皮膚保護剤外部	障害なし	0
D	A、B、Cを合わせた部位の色調の変化	色素沈着あり	P
		合計得点	2

A1B1C0：2DP

図3　ストーマ袋内に貯留した血液

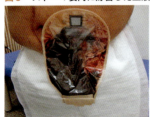

Part 3 ストーマ関連合併症のケア

ストーマ静脈瘤のケアの実際

- ストーマ静脈瘤を合併した場合、ストーマ装具などによる圧迫などの物理的刺激、装具交換時の剥離刺激やスキンケア時の摩擦刺激を回避することが重要である。

1 | スキンケア

- 面板を剥がすときには剥離時に加わる刺激を最小限にするために、粘着剥離剤を用いて愛護的に剥がす。
- ストーマ周囲皮膚とストーマ粘膜は、泡立てた洗浄剤でこすらずやさしく洗浄する。
- 洗浄剤を洗い流す際には、シャワーをかけただけで出血することもあるため、ストーマ静脈瘤より少し離れた部位から洗い流す。

2 | ストーマ装具

- ストーマ装具は、ストーマ粘膜、粘膜皮膚接合部、近接部への物理的刺激を回避することができるように、平面型で柔軟性のある単品系平面装具を選択する。
- 二品系装具を使用する場合、フランジは腹圧をかけなくても嵌合が可能な浮動型のストーマ装具を選択する。
- 面板の皮膚保護剤は、粘着力が低く剥離刺激の少ない中〜長期装着が可能な皮膚保護剤を選択し、頻繁な装具交換を避ける。
- ストーマ袋は、ストーマ静脈瘤からの出血の有無を容易に観察することができるように、透明のストーマ袋を選択する。
- 面板ストーマ孔は、粘膜皮膚接合部との接触を回避するために、ストーマサイズよりも5〜8mm大きく開孔する。
- 露出したストーマ近接部は、排泄物の付着で皮膚障害が発生しないように、用手成形皮膚保護剤や練状皮膚保護剤などで保護する。

3 | 出血時の対応方法

- ストーマ静脈瘤からの出血が認められた場合、出血部位を確認後、手袋

をして圧迫止血を行う（**図1**）。
- ストーマ粘膜からの出血や出血点の特定が困難な場合は、ストーマ粘膜にプレパラートを載せ圧迫すると、点状に赤い出血点が確認できる。止血効果のある親水性ファイバーは、圧迫止血時や、止血後に出血部位である粘膜皮膚接合部などに貼付する（**図2**）。
- ストーマ袋とストーマ粘膜との圧迫や摩擦で出血する場合がある。摩擦による損傷とストーマ粘膜を保護する目的で粉状皮膚保護剤の散布、ストーマ袋内に空気や消臭潤滑剤を入れることで、圧迫や摩擦の刺激が緩和される。
- ストーマ静脈瘤のその他の治療法として、縫合止血、硬化療法、血行遮断術などがある。
  - **縫合止血**：出血している部分を縫合する方法であるが、針穴からさらに再出血することがある。
  - **硬化療法**：ストーマ粘膜下の怒張した静脈に、硬化剤を用いて静脈を硬化・血流遮断する方法である。
  - **血行遮断術**：手術で門脈圧を下げる方法である。
- いずれの方法も一時的には止血するが、繰り返す処置が必要な場合がある。
- ストーマ静脈瘤からの出血の量や頻度、患者の全身状態、治療内容、予後、患者・家族の希望、セルフケア能力などを考慮しながら治療法を選択していく。

図1　圧迫止血の実際

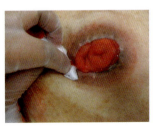

図2　粘膜皮膚接合部からの出血を止血後、親水性ファイバーを貼付した状態

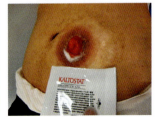

4 | 患者・家族への指導、緊急時対応

- 患者・家族、在宅医療従事者には、ストーマケア上の留意点、出血時の対処方法、緊急時の連絡先などを説明する。
- 高齢者で在宅医療を利用していない患者の出血に気づいたときは、ただちに受診するように説明する。
- 患者が大量出血などで緊急受診した場合、すみやかに対応できるように、外来・病棟など医療者間で情報を共有し、診療録に記録する。
- ストーマ静脈瘤は繰り返す出血が特徴的な症状であり、特に肝疾患を有する患者は、ストーマ静脈瘤に合併している可能性が高い。ストーマ外来などで皮膚の観察と予防的ケアを行い、出血時の対処方法などを相談しておく必要がある。

(杉本はるみ)

COLUMN
ストーマ合併症の重症度分類

グレード	各グレードの原則
グレード1	軽症:ストーマケア方法の大きな変更を要さない
グレード2	中等症:外来での処置、かつ/または、ストーマケア方法の変更を要する
グレード3	重症または医学的に重大であるが、直ちに生命を脅かすものではない、あるいは、入院または待機的外科的処置を要する
グレード4	生命を脅かす、あるいは、緊急の外科的処置を要する
グレード5	合併症による死亡

- 上記の分類に基づき重症度を評価し、グレードを診療録に明記する。
- グレード1(軽症)は、ストーマ合併症に対してストーマケア方法の大きな変更を必要としない場合をいう。ストーマケア方法の大きな変更を必要としない例として、従来のストーマケア方法の継続、ストーマ装具の装着方法や手順の変更がない場合などが挙げられる。
- グレード2(中等症)は、ストーマ合併症に対して外来での処置、かつ/または、ストーマケア方法の変更を必要とする場合をいう。

https://www.jsscr.jp/files/news20250212.pdfより引用

Part 3 ストーマ関連合併症のケア

炎症性腸疾患（潰瘍性大腸炎とクローン病）のケア

1 | 病態と症状

- 炎症性腸疾患（inflammatory bowel disease：IBD）は、慢性あるいは寛解・再燃性の炎症性の腸疾患を総称し、一般的に潰瘍性大腸炎（ulcerative colitis：UC）とクローン病（Crohn's disease：CD）の2疾患を指す。
- IBDの治療は、基本的には薬物治療や栄養療法といった内科的治療が選択されるが、手術を行わなければ命の危険がある、他の治療方法がない、手術によりQOL向上が期待できるなどの場合には、外科的治療が選択される。

2 | 潰瘍性大腸炎とストーマ

- 現在のUCの手術は、肛門機能の温存を目的とした回腸嚢肛門吻合術（ileal-pouch anal anastomosis：IAA）や回腸嚢肛門管吻合術（ileal-pouch anal canal anastomosis：IACA）が標準術式となっている。
- これらの手術は、一期的に行う場合と二期的に行う場合があり、二期的に行う手術は一時的に回腸ストーマが造設される。そのため、回腸ストーマからは消化酵素の多い便汁が排液される。

3 | ケアの注意点

- UC患者は、術前にステロイド剤の使用や絶食による低栄養の影響で皮膚が菲薄化、脆弱化しているため皮膚障害が起こりやすく、治癒しにくい。
- ストーマ周囲に皺やくぼみがある場合は、皺の部分に板状皮膚保護剤、用手成形皮膚保護剤を貼付して皺を補正したり、凸型の面板を使用する。
- 排便量が多いため、ストーマ装具の皮膚保護剤が溶解しやすいことから、ストーマ周囲（ABSD-Stoma®のA領域）の皮膚障害に注意が必要である。その場合は、上記に準じて補正を行う。
- ストーマの開口部が狭窄もしくは閉塞し、ストーマからの排便量が減り、腹部膨満感、腹痛、悪心、嘔吐などの症状が出現する。

- 排泄障害が認められた場合は、鼻腔やストーマからドレナージ（ストーマからバルーンのついたカテーテルが挿入される）が行われる。
- ストーマからドレーンを挿入する際は、イレオストミー用装具はドレーンの排液口は逆流防止弁を通過させるようにして装具装着を行う。

4 | クローン病の概要

- CDは、再燃・寛解を繰り返しながら病状が進行し、腸管のダメージが蓄積されていく。
- 手術で治癒することはないが、多くの患者に手術治療が必要となる。
- CDのストーマ造設の約70％の要因が、重症の直腸肛門部病変である。
- ストーマ状態になると閉鎖することが難しく、ストーマ管理が長期化する。

5 | クローン病のストーマ合併症

- ストーマの合併症で最も多いのはストーマ周囲皮膚炎だが、皮下膿瘍・瘻孔、狭窄など、CD自体を原因とする合併症も多くみられる。
- 晩期合併症としてストーマに使用している部分の腸管やストーマ直下の腸管の炎症が増悪してストーマ周囲に膿瘍や瘻孔を形成することがある。
- 炎症の初期には疼痛と発赤を生じるが、徐々に腫脹が悪化し局所は膨隆し、疼痛、発熱を生じる。

6 | ケア方法

- 切開排膿が可能であれば、面板にかからない部位からのアプローチを医師と相談する。
- 切開口や瘻孔が面板にかからない場合でも、可能な限り面板貼付部分を小さくし、切開側の面板にはポリウレタンフィルムを貼付し排液によって面板が剥がれないよう工夫する。
- 自壊し面板にかかり、ストーマと自壊や瘻孔が近い場合はストーマと瘻孔を1つと考え、面板のストーマ孔の穴あけ部分を合わせた大きさでカットする。
- ストーマと自壊部や瘻孔が5cm以上離れていれば、面板のカット部分をずらして、面板辺縁と自壊部や瘻孔との距離をとる工夫をする。
- 面板辺縁の自壊部や瘻孔側には、ポリウレタンフィルムを貼付する。

（佐藤美和）

Part 3 ストーマ関連合併症のケア

潰瘍性大腸炎のケアの実際

1 │ 事例の概要（図1、2、表1）

事例紹介

30歳代、女性。17年前に潰瘍性大腸炎の診断を受け再燃と寛解を繰り返していた

- 生物学的製剤では効果がなく、IACAの手術を受けた。
- 術後の回復とともにストーマセルフケアも行うことができて退院となったが、退院後の初回ストーマ外来において、ストーマ周囲2時〜11時方向にびらんを認めていた。

ストーマ局所管理の情報

- ストーマサイズ：縦25mm×横27mm×高さ7mm
- 使用装具：イレオストミー用単品系装具、フリーカット
- 皮膚保護剤の特徴：高緩衝能皮膚保護剤に用手成形皮膚保護剤を併用
- 交換頻度：3日に1回

図1 退院後初回ストーマ外来のストーマの状態

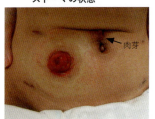

肉芽

図2 1か月後のストーマ外来のストーマの状態

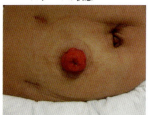

表1　初回と1か月後のABCD-Stoma®

観察部位		程度	初回得点	1か月後
A	近接部	びらん	2	0
B	皮膚保護剤部	紅斑	1	0
C	皮膚保護剤外部	障害なし	0	0
D	A、B、Cを合わせた部位の色調の変化	障害なし	0	0
		合計得点	3	0

初回：A2B1C0：3D0　　1か月後：A0B0C0：0D0

2 │ 具体的なケア方法

- ストーマサイズが縮小したため、面板のストーマ孔の穴あけが大きく、面板のストーマ孔より5mm程度離れた位置に用手成形皮膚保護剤を貼付していた。
- そこで、面板のストーマ孔の穴あけを調整し、用手成形皮膚保護剤の貼付は面板ストーマ孔内縁に5mmも離さず、全周に貼付するよう再指導を行った。
- びらん部には粉状皮膚保護剤を散布し、健常皮膚に付着した分は、払うか濡れたガーゼで拭き取るよう指導を行った。
- 装具交換の頻度は、現行通り3日に1回とした。

（佐藤美和）

Part 3 ストーマ関連合併症のケア

クローン病のケアの実際

1 | 事例の概要（図1～4、表1）

事例紹介

40歳代、女性。20年ほど前にクローン病の診断を受けた

- 診断を受けて2年後に横行結腸穿破のため大腸亜全摘の緊急手術を行った。
- さらに5年以降はストーマ周囲に瘻孔形成を認め、結腸切除、瘻孔切除・回腸ストーマ造設を行ったが、その後も回腸穿孔、瘻孔形成を認めた。
- 現在は、ストーマよりも口側に2つの瘻孔があり、排便はストーマと瘻孔から排出されている。

ストーマ局所管理の情報

- ストーマと2つの瘻孔サイズ：縦85mm×横30mm×高さ5mm
- 使用装具：89mmまで穴あけできる二品系イレオストミー用装具
- 皮膚保護剤の特徴：フレックスウェアー皮膚保護剤、用手成形皮膚保護剤、皮膚保護凸面リングを併用していた
- 交換頻度：3日に1回

2 | 具体的なケア方法

- ストーマ（図1-A）、瘻孔（図1-B、C）で、周囲皮膚炎を認めた。
- びらん部に粉状皮膚保護剤を散布し（図2）、深く段差のある部分は凸面皮膚保護剤を使用し段差の少ない部分に用手成形皮膚保護剤を貼付した（図3）。
- 4日後の装具交換時には、ストーマ・瘻孔周囲にびらんを認めたが、他は改善していた（図4）。

（佐藤美和）

図1 ストーマと2つの瘻孔

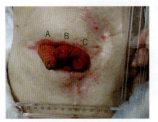

図2 びらん部に粉状皮膚保護剤を散布

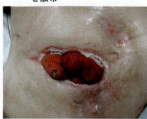

図3 段差の部分に種類の異なる皮膚保護剤を貼付

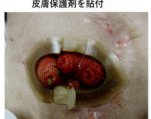

図4 4日後（装具交換時）の状態

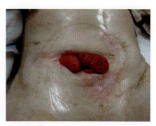

表1 初回と4日後のABCD-Stoma®

観察部位		初回		4日後	
		程度	得点	程度	得点
A	近接部	びらん	2	びらん	2
B	皮膚保護剤部	水疱	3	紅斑	1
C	皮膚保護剤外部	水疱	3	障害なし	0
D	A、B、Cを合わせた部位の色調の変化	障害なし	0	障害なし	0
		合計得点	8		3

初回：A2B3C3：8D0　4日後：A2B1C0：3D0

Part 3 ストーマ関連合併症のケア

壊疽性膿皮症のケア

1 | 壊疽性膿皮症とストーマ

- 壊疽性膿皮症(pyoderma gangrenosum:PG)は、慢性的に再発を繰り返す炎症性、破壊性の潰瘍皮膚疾患である。
- 初期症状は、膿疱、紅斑、水疱などから急速に拡大して境界明瞭な穿掘性の潰瘍を形成する。外傷などを契機に発症するため、下腿が好発部位である。
- PGがストーマ周囲に生じる場合は、ストーマ周囲PGといわれている。

2 | ケア方法

- 治療は基礎疾患治療とともに安静と皮膚潰瘍に対する局所療法を行い、全身療法として消化管病変の状態を考慮しながらステロイド療法を行う。
- 洗浄においても疼痛を強く訴える場合があるため、必要時は医師と相談して処置前に鎮痛薬の投与を検討する。
- 治癒までに時間がかかることを患者に説明する。

(佐藤美和)

Part 3 ストーマ関連合併症のケア

壊疽性膿皮症のケアの実際

1 | 事例の概要（図1〜3、表1）

事例紹介

40歳代、女性。約30年前にクローン病の診断を受けた

- 痔瘻の手術を受け、13年前に大腸亜全摘、直腸-回腸吻合のため一時的回腸ストーマを造設し、半年後にストーマ閉鎖術を受けた。
- 瘻孔の再発を繰り返し、8年前に永久ストーマを希望され造設した。
- 1か月後のストーマ外来受診時に、ストーマ周囲に痛みと膿の付着があることを訴えた。IBD外来の医師とともに診察し、皮膚科受診の結果、壊疽性膿皮症の診断となった。

図1　ストーマ造設8か月後

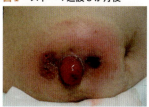

図2　処置開始後4か月

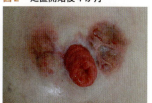

図3　処置開始後7か月

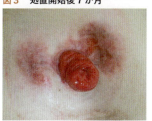

表1 初回と7か月後のABCD-Stoma®

観察部位		初回		7か月後	
		程度	得点	程度	得点
A	近接部	潰瘍	15	紅斑	1
B	皮膚保護剤部	潰瘍	15	紅斑	1
C	皮膚保護剤外部	紅斑	1	障害なし	0
D	A、B、Cを合わせた部位の色調の変化	障害なし	0	障害なし	0
		合計得点	31		2

初回：A15B15C1：31D0　7か月後：A1B1C0：2D0

ストーマ局所管理の情報（図1）

- ストーマサイズ：縦23mm×横23mm×高さ12mm
- 使用装具：単品型の凸型装具（下部開放型）
- 交換頻度：3日に1回
- ストーマ周囲3時と9時方向に潰瘍形成を認めた
- 3時の潰瘍は、発赤、熱感、硬結と強い疼痛を認め、面板を除去すると膿が流出していた

2 具体的なケア方法

- 抗生剤投与と皮膚外用合成副腎皮質ホルモン・抗生物質配合剤塗布後5〜10分放置し、その後洗浄した。
- 1か月後に皮膚科を受診し、皮膚外用合成副腎皮質ホルモン・抗生物質配合剤から外用副腎皮質ホルモン剤に変更となった。
- 皮膚外用合成副腎皮質ホルモン・抗生物質配合剤と同様、塗布後5〜10分放置した後洗浄し、滲出液コントロールのため抗菌性創傷被覆・保護材（親水性ファイバー）を使用した。
- びらん部は粉状皮膚保護剤を散布した。交換頻度は3〜4日に1回とした。4か月後には上皮化がかなり進み、7か月後で上皮化した（図2〜3）。

（佐藤美和）

Part 3 ストーマ関連合併症のケア

ストーマ粘膜皮膚離開のケア

1 | 病態と症状

- ストーマ粘膜皮膚離開は、ストーマの粘膜と皮膚の接合部位が離開することで、ストーマ粘膜と腹壁皮膚が肉眼的に離れ、何らかの治療・ケアが必要になった状態をいう。
- 原因としては、縫合部の循環障害・壊死（大部分は消化管の循環障害に起因する壊死）、縫合部の過度の緊張、縫合部やストーマ周囲皮膚の感染などが挙げられる。
- あわせて、低栄養状態や悪液質、糖尿病、炎症性腸疾患（IBD）の合併、免疫抑制薬・抗がん薬、ステロイドの投与症例では創傷の治癒遅延が生じやすいため、ストーマ粘膜皮膚離開の原因となる。
- ストーマ粘膜皮膚離開の重症度は表1に示した。

表1 ストーマ粘膜皮膚離開の重症度

Grade1：ストーマケア方法の大きな変更を要さない
Grade2：ストーマケア方法の変更と外来でも施行可能な処置で対応可能
Grade3：入院あるいは待機的外科治療を要する
Grade4：生命を脅かす；緊急の外科的処置を要する（腹壁全層に及ぶ哆開など）
Grade5：死亡

高橋健一，羽根田祥，板橋道朗，他：消化器ストーマ早期合併症の重症度に関する多施設共同研究．日本ストーマ・排泄リハビリテーション学会誌 2019；35（2）：4-15．より引用

2 | 具体的なケア方法

- 具体的なケアは創傷治癒理論に則った処置を行い、離開部の範囲や深さに応じた治療を行う。
- 大切なのは、離開部からの滲出液をドレナージしつつ、排泄物による汚染を最小限にできるような管理を行うことである。
- 局所治療の具体的な方法については表2に示す。
- 局所管理と装具選択のアルゴリズムを図1に示す。

（松岡美木）

表2　ストーマ粘膜皮膚離開の局所処置について

	処置内容	理論的根拠
感染徴候のない離開創の治療	温めた生理食塩水あるいは蒸留水による洗浄	創部の清浄、湿潤環境は創傷治癒を促進する
	ストーマ径より2～3mm大きくカットした二品系面板の使用	滲出液が少ない場合は、物理的刺激や汚染を防止する
	離開創が深い場合は、アルコールを含まないペーストを使用する	創面への化学的刺激を避けるとともに、物理的刺激や汚染から保護し、創底からの治癒を促進する
感染徴候や壊死組織のある離開創の治療	膿や壊死組織・不良肉芽を除去（デブリードマン）し、温めた生理食塩水あるいは蒸留水による徹底的洗浄	創部の清浄、湿潤環境は創傷治癒を促進する。膿のガーゼなどによる拭き取りは、繊維の付着（異物の残存）をもたらす
	ハイドロゲルや親水性ファイバーなどのデブリードマン作用のある創傷被覆材を使用する	デブリードマンは炎症を消退させ、創傷の治癒機転を促進し、上皮化を促す
	半透過性のドレッシング材での被覆	水蒸気や酸素を一定の割合で透過し、創面環境を一定に保つ
	ストーマ装具を装着し、必要に応じてドレッシング材を交換する	適切な湿潤環境の維持が不可欠であるが、過剰の滲出液に起因する組織の浸軟はかえって正常皮膚組織や新生上皮組織を傷害する

日本ストーマ・排泄リハビリテーション学会，日本大腸肛門病学会編著：外科的合併症　早期合併症　粘膜皮膚離開．消化管ストーマ関連合併症の予防と治療・ケアの手引き．金原出版，東京，2018：112．より体裁のみ一部変更して転載

図1 ストーマ粘膜皮膚接合部離開時のケアアルゴリズム

創傷管理アルゴリズム

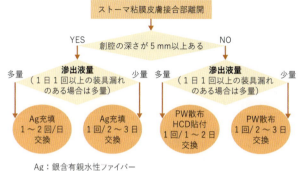

Ag：銀含有親水性ファイバー
HCD：ハイドロコロイドドレッシング（皮下組織用）
PW：粉状皮膚保護剤※
※粉状皮膚保護剤は創傷被覆材ではない

装具選択アルゴリズム

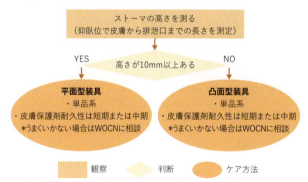

青木詩恵, 増川美香子, 赤井澤淳子, 他：ストーマ粘膜皮膚接合部離開時のケアアルゴリズムの作成. 日本創傷・オストミー・失禁管理学会誌 2017；21（3）：260. より引用

Part 3 ストーマ関連合併症のケア

ストーマ粘膜皮膚離開のケアの実際

1 | 事例の概要（図1、2、表1）

事例紹介

70歳代、女性。上行結腸憩室穿孔のため緊急手術を施行し小腸ストーマが造設された

- 術後にストーマ粘膜皮膚接合部が離開し、局所管理についてコンサルテーションがあり介入開始となった。

ストーマ局所管理の情報

- ストーマサイズ：縦24mm×横25mm×高さ12mm
- 使用装具：平面型単品系装具
- 皮膚保護剤の特徴：溶解タイプ
- 便性：ブリストル便性状スケール2
- 交換頻度：漏れたら交換。1日に1回以上漏れる
- ストーマ粘膜皮膚離開の創腔の深さ：約15mm
- ABCD-Stoma®：A15B1C0：16D0
- ストーマ粘膜皮膚接合部は全周性に広く離開しており、排膿はないが滲出液が多い状態であった。また、近接する正中創も離開しており、十分な面板の貼付面積の確保が困難であるとともに、滲出液の影響で面板の耐久性が低下していた

| 図1 初回介入時のストーマの状態 | 図2 ストーマ粘膜皮膚離開の状態 |

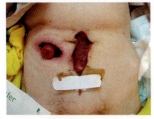
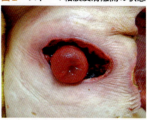

表1　初回のABCD-Stoma®

	観察部位	程度	初回得点
A	近接部	粘膜皮膚接合部に全周の離開あり	15
B	皮膚保護剤部	紅斑	1
C	皮膚保護剤外部	障害なし	0
D	A、B、Cを合わせた部位の色調の変化	障害なし	0
		合計得点	16

A15B1C0：16D0

2 | 具体的なケア方法

❶ストーマ粘膜皮膚離開の管理

- 創腔の深さが5mm以上あり1日1回以上の装具漏れがあったため、創腔には銀含有親水性ファイバーを充填し、1日1回創腔の洗浄を実施した（図3）。
- 創部の治癒過程に伴う滲出液の減少に合わせて創部洗浄の実施回数を減らし、最終的に1週間に2回とした。

❷装具選択

- 装具もアルゴリズムを用いて選択した。ストーマ粘膜皮膚離開部の洗浄を1日1回行うため、皮膚保護剤耐久性が短期の平面型単品系装具を選択した。

❸近接している正中創の管理

- 面板の安定した貼付面積の確保と滲出液による影響をなくす目的で局所陰圧閉鎖療法を提案し、実施した。

図3　実際に行ったケア

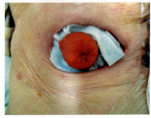

離開部に銀含有親水性ファイバーを充填した。

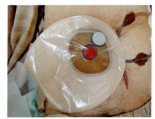

平面型単品系装具を貼付し、1日1回交換。毎日創部の洗浄を実施し、正中創は陰圧閉鎖療法を実施した。

3 ｜ケアの結果

- 便漏れは改善し、1日1回の定期的な装具交換が可能となった。
- ストーマ粘膜皮膚離開部に便が大量に潜り込むことなく管理できた。時間を要したがストーマ粘膜皮膚接合部は治癒に至り、安定したストーマ局所管理が可能となった（**図4、表2**）。
- 今後、ストーマ狭窄の有無の確認を定期的に評価していく必要がある。

（松岡美木）

図4　介入後の経過

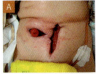
介入3週間後。

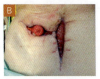
介入12週後。

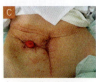
介入21週後、治癒した。

表2　介入後のABCD-Stoma®

観察部位		初回（図2）		3週後（図4 A）		12週後（図4 B）		21週後（図4 C）	
		程度	得点	程度	得点	程度	得点	程度	得点
A	近接部	粘膜皮膚接合部に全周の離開あり	15	障害なし	0	障害なし	0	障害なし	0
B	皮膚保護剤部	紅斑	1	紅斑	1	障害なし	0	障害なし	0
C	皮膚保護剤外部	障害なし	0	障害なし	0	障害なし	0	障害なし	0
D	A、B、Cを合わせた部位の色調の変化	障害なし	0	障害なし	0	障害なし	0	障害なし	0
	合計得点		16		1		0		0

**初回：A15B1C0：16D0　3週後：A0B1C0：1D0
12週後・21週後：A0B0C0：0D0**

Part 3 ストーマ関連合併症のケア

離開創に近接するストーマのケア

1 病態と症状

- 手術後の縫合創が何らかの理由で縫合不全となり、創部が開放された状態は離開（detachment）もしくは哆開（dehiscence）と表現され、ほぼ同義語として用いられている場合が多い。
- ストーマの多くは腹直筋を貫く位置に造設されること、開腹手術は腹部正中切によることが多いことから、ストーマと手術創は必然的に距離が近くなってしまう。
- そのために手術創が離開すると、以下の問題が発生する。
- ①創部からの滲出液や洗浄液の影響で面板の耐久性が低下する
- ②ストーマからの排泄物が離開創内に入り込むことにより創部の治癒が遅延する
- ③離開創の影響でストーマ面板貼付部の安定した平面の確保が困難となる

2 具体的なケア方法

❶排泄物を確実に回収する装具の貼付

- ストーマからの排泄物が離開創内に入り込んでしまうと、創部の治癒遅延が生じてしまうため、排泄物をストーマ袋内に確実に回収する必要がある。
- ストーマ周囲の皮膚の状態を観察し、状態に合わせた目形状の面板を選択する。
- 必要に合わせて用手成形皮膚保護剤などを併用する。
- ストーマ装具の交換間隔を短縮する。
- 離開創からの滲出液の影響で面板の耐久性が低下してしまうため、漏れる前に交換を行う。
- ストーマ周囲皮膚障害を予防するために、皮膚保護剤の耐久性が短期であるストーマ装具を選択し、粘着剥離剤を用いて面板を愛護的に剥離する。

❷局所陰圧閉鎖療法による創管理

- 局所陰圧閉鎖療法（negative pressure wound therapy：NPWT）を用

- いて離開創を管理する。
- NPWTは非侵襲性の創傷治療システムで、創傷部を局所的に陰圧にコントロールすることで慢性および急性創傷の治癒を促進する治療方法である。
- NPWTの導入が可能な創部の状態になった段階で開始を検討する。
- その際には、排泄物の水分による影響でドレープフィルムの剥離が生じないように、用手成形皮膚保護剤などを併用したストーマ装具の貼付が必要となる。
- 排泄物による影響を確実に予防できれば、NPWTを導入することでストーマ装具の面板も安定して貼付することが可能となる。

(松岡美木)

COLUMN

ストーマ外来

　ストーマ外来は、ストーマに関するトラブルや困りごとなどを解決するために開設されている。ストーマケアに精通した看護師、または皮膚・排泄ケア認定看護師が対応する専門外来である。この外来では、ストーマ造設予定の人は造設のためのオリエンテーションや術前準備のための支援を、ストーマ造設後は造設前の生活を維持できるよう（肉体的・精神的・社的変化に対応した）支援を行う。

　ストーマ外来は、看護外来として独立したスペースを使用できる場合と、診療科の診察ブースを兼用している場合がある。いずれも、プライバシーが保護できる場所であることが条件である。

　ストーマ外来に関する主な診療報酬は以下のとおり。

① 在宅療養指導料：170点。月1回算定可能（退院後初回受診月は2回まで算定可能）
② ストーマ処置料：ストーマ1個で70点、2個で120点。1日1回査定可能。個別に30分以上の療養指導が必要
③ ストーマ合併症加算：65点

(小野寺直子)

(小野寺直子：ストーマ外来の活用法. ストーマケアガイドブック, 照林社, 東京, 2024：172-174. より引用)

Part 3 ストーマ関連合併症のケア

離開創に近接するストーマのケアの実際

1 事例の概要（図1、2、表1）

事例紹介

70歳代、男性。他院にて膀胱癌に対し膀胱全摘、回腸導管造設術を施行

- 術後フルニエ壊疽となり小腸ストーマ造設術が施行されたが、ストーマ周囲に創部離開を発生し離開創の治療目的で形成外科紹介となった。
- 手術と形成外科的な介入以前に、創部周囲環境を整えることが優先される状況と判断され、局所管理についてのコンサルテーションがありケア介入開始となった。

ストーマ局所管理の情報

- ストーマサイズ：回腸導管；縦19mm×横21mm×高さ9mm
  小腸ストーマ；縦29mm×横35mm×高さ0mm
- 管理方法：亜鉛華軟膏を腹部全体に塗布し、紙おむつで尿便を一緒に回収
- 便性：ブリストル便性状スケール5
- ABCD-Stoma®：回腸導管A2B1C1：4D0
  小腸ストーマA15B15C2：32DP
- 離開創からの滲出液と小腸ストーマ周囲の皮膚障害のためストーマ装具の貼付が困難で、外用薬と紙おむつで排泄物を回収していた。回腸導管周囲皮膚は装具貼付が可能な状態であった。小腸ストーマの皮膚障害の改善が最優先と判断された。そのためには、排泄物の確実な回収と排泄量の減量が必要と考え、一時的に食事摂取を中止したうえでの局所管理を医師と相談して開始した

図1 転院時のストーマの状態

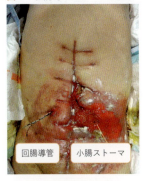

回腸導管　小腸ストーマ

図2 初回の局所管理方法

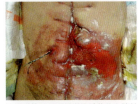

回腸導管は平面型単品系装具を貼付した。離開創部には銀含有親水性ファイバーを充填し、板状皮膚保護剤で被覆した。小腸ストーマ周囲の皮膚障害部分には板状皮膚保護剤を貼付した。

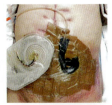

小腸ストーマ周囲にNPWT用のフォームを置き、生理食塩水で排泄物を希釈しながら吸引回収する密閉吸引療法を行った。

表1 初回のABCD-Stoma®

回腸導管			
	観察部位	程度	初回得点
A	近接部	びらん	2
B	皮膚保護剤部	紅斑	1
C	皮膚保護剤外部	紅斑	1
D	A、B、Cを合わせた部位の色調の変化	なし	0
		合計得点	4

A2B1C1：4D0

小腸ストーマ			
	観察部位	程度	初回得点
A	近接部	潰瘍・組織増大	15
B	皮膚保護剤部	潰瘍・組織増大	15
C	皮膚保護剤外部	びらん	2
D	A、B、Cを合わせた部位の色調の変化	色素沈着あり	P
		合計得点	32

A15B15C2：32DP

2 具体的なケア方法

❶ストーマ周囲皮膚障害の改善とストーマ装具の貼付

- 回腸導管はストーマ装具の貼付が可能な状態であったため、平面型単品系装具を貼付して管理を開始した。
- 離開創部には銀含有親水性ファイバーを充填し、板状皮膚保護剤で被覆した。
- あわせて、小腸ストーマ周囲の皮膚障害部分には、板状皮膚保護剤を貼付して皮膚障害の改善を図った。
- 小腸ストーマからの排泄物は確実に回収できるように、生理食塩水で排泄物を希釈しながら吸引回収する密閉吸引療法とした。
- 交換は、最初は翌日に行い、板状皮膚保護剤の溶解状況を評価したうえで徐々に交換間隔を延長していった。
- 板状皮膚保護剤の貼付面積も皮膚障害の改善にあわせて狭小化していった。

❷皮膚障害改善後、ストーマ装具による管理の開始
- ストーマ周囲の皮膚障害が改善したため管理方法を変更した。
- 離開創部の治癒を促進し、ストーマ装具の安定した貼付面積を確保するためNPWTの導入を提案して開始した（**図3**）。
- 食事開始後もストーマ装具は漏れることなく、定期的な交換が可能となり、ストーマ周囲の皮膚障害は改善した。

❸離開創を早期に治癒させる
- 離開創部の状態が改善し、ストーマ装具も安定して貼付できるようになった段階で、早期治癒をめざすために形成外科で植皮術を施行した（**図4**）。
- 術後もNPWTを併用した管理を継続とした。

図3　皮膚障害の改善による管理方法の変更

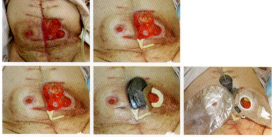

ストーマ周囲の皮膚障害が改善したため管理方法を変更した。ストーマ近接部や正中創のくぼみを用手成形皮膚保護剤で補正し、離開創部にNPWTが装着でき、ストーマ装具も安定して貼付できるように工夫した。

図4　植皮術の施行

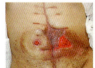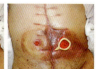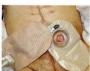

形成外科医により植皮術を施行した。植皮は問題なく生着し、ストーマ装具は安定して貼付できる環境となった。

3 | ケアの結果

- 植皮は生着し、離開創部は治癒した。
- 回腸導管、小腸ストーマともにストーマ装具が安定して貼付できる環境が整った（**表2**）。
- 回腸導管は軟性凸面型単品系装具、小腸ストーマは凸面型単品系装具と用手成形皮膚保護剤による管理で定期交換が可能となり、転院となった。

（松岡美木）

表2　最終のABCD-Stoma®

回腸導管					
観察部位		初回		最終	
		程度	得点	程度	得点
A	近接部	びらん	2	障害なし	0
B	皮膚保護剤部	紅斑	1	障害なし	0
C	皮膚保護剤外部	紅斑	1	障害なし	0
D	A、B、Cを合わせた部位の色調の変化	なし	0	色素沈着あり	P
		合計得点	4		0

A0B0C0：0DP

小腸ストーマ					
観察部位		初回		最終	
		程度	得点	程度	得点
A	近接部	潰瘍・組織増大	15	びらん	2
B	皮膚保護剤部	潰瘍・組織増大	15	紅斑	1
C	皮膚保護剤外部	びらん	2	紅斑	1
D	A、B、Cを合わせた部位の色調の変化	色素沈着あり	P	色素沈着あり	P
		合計得点	32		4

A2B1C1：4DP

Part 3 ストーマ関連合併症のケア

ストーマ陥没状態のケア

1 病態と症状

1 ストーマ陥没状態の定義

ストーマ陥没（retraction of stoma）とは、ストーマが周囲皮膚レベルよりも相対的に低い、または没した状態の総称であり、さまざまな種類がある（図1）

① **ストーマ陥凹（stomal recession）**：ストーマが周囲皮膚と比較して相対的に低く、高さのない状態。
② **ストーマ周囲陥凹（peristomal recession）**：ストーマ周囲皮膚が異常にくぼんだ状態。
③ **ストーマ中隔陥没（stomal subsidence）**：ループ式ストーマの中隔が落ち込んで単孔式ストーマに見えること。
④ **没ストーマ（sinking stoma）**：周囲皮膚がストーマに覆いかぶさるような状態。

図1 ストーマ陥没の種類

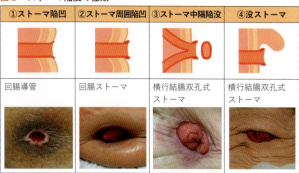

①ストーマ陥凹	②ストーマ周囲陥凹	③ストーマ中隔陥没	④没ストーマ
回腸導管	回腸ストーマ	横行結腸双孔式ストーマ	横行結腸双孔式ストーマ

2 ストーマ陥没の原因
❶手術操作
- 炎症などにより腸管の柔軟性が低下していると、腸管が翻転できずに十分な高さが得られない。
- 腹部脂肪層が厚いため、翻転する腸管の長さが不足してしまう。
- 腸管と腹壁との固定が弱く、ストーマが腹腔内に引き込まれる。
- ストーマ中隔陥没は、過大な筋層切開に起因することが多い。

❷術後早期合併症
- 循環障害により生じるストーマ壊死やストーマ粘膜皮膚離開、脱落などに合併して発生する。

❸体型の変化
- 体重増加に伴い、脂肪が蓄積した腹壁によりストーマが引き込まれる。
- 体重減少などにより腹部の皮膚や皮下脂肪が下垂し、ストーマに覆いかぶさる。

❹疾患
- クローン病の病態によりストーマ粘膜の狭窄や瘻孔、膿瘍などが生じた場合にストーマ陥没が合併することがある。

2 ケア方法

- ストーマ陥没状態では、ストーマ近接部の皮膚に面板が密着しにくく排泄物の潜り込みによる皮膚障害が生じやすいため、いかに面板を追従させるかがポイントとなる。

❶予防
- 適切なストーマサイトマーキングを実施する。
- 余裕をもって腸管を腹壁上に挙上できる位置に造設する。
- 肥満者は下腹部の皮下脂肪が厚く陥没が生じやすいため、臍部より頭側に造設することを検討する。
- ストーマ造設の際には適切な大きさに円形切開し、血流を損なわずに十分な長さの腸管を腹壁外に引き出し翻転させる。
- ストーマの高さは結腸ストーマでは1〜2cm、回腸ストーマでは2〜3cmを確保する。

❷ストーマ装具の選択

- 凸面装具は、ストーマ近接部の腹壁を圧迫することでストーマを突出させたり、腹壁の凹凸を平坦にして面板の密着性を強化する効果がある。
- 凸面装具を第一選択とする場合が多いが、凸面装具を術直後に使用するとストーマ粘膜皮膚接合部に過度な緊張が生じ創部離開のリスクがあるため注意する。
- 柔らかい腹壁には硬い凸面装具が密着するが、硬く張りのある腹壁の場合は反発し、凸面装具が浮いてしまうことがある。その場合は、柔らかい凸面装具もしくは平面装具を選択する。
- 凸部の深さや形状、硬さなどは製品により異なり、多種多様である。腹壁の硬さや臥位、座位、立位、前屈位による腹壁の変化、ストーマ陥没の状態などを考慮し、適切な装具を選択する。
- 装具により過度に圧迫すると、ストーマ近接部皮膚に発赤などの皮膚障害が生じる可能性があるため注意する。
- 面板には、既成孔と自由開孔、自在孔(注)がある。
- 既成孔の凸面装具はストーマの近接部まで圧迫できるため、ストーマの形状や大きさが合致する場合は、既成孔の凸面装具を選択する(**図2**)。
- 高さがなく陥没状態のストーマに自在孔の面板を貼付すると、広げた面板ストーマ孔の大きさが戻り、面板がストーマにかぶってしまい排泄物が潜り込みやすくなるため注意が必要である。

図2 既成孔と自由開孔装具の凸部の形状

既成孔　　　　　　　　　自由開孔

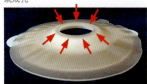 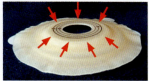

凸部の基点を矢印で示す。既成孔はよりストーマの近接部を圧迫することができる。

❸皮膚保護剤で補整

- 腹壁の凹凸に面板が密着しない場合は、板状皮膚保護剤や用手成形皮膚保護剤、皮膚保護剤の切片などで充填し、凹凸部を平坦にする。

❹面板のストーマ孔サイズ

- 面板ストーマ孔はストーマより2mm程度(両サイドに2mmの隙間)

注)ストーマに応じて用手で成形する面板ストーマ孔(モルダブルホール)

大きくカットする。
- 排泄物が潜り込む場合は、比較的平面が確保できる大きさで面板ストーマ孔をカットする（図3）。
- 露出する皮膚は、用手成形皮膚保護剤、粉状皮膚保護剤、皮膚被膜剤などで保護する。

図3　面板ストーマ孔のサイズ

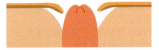
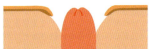

凸面装具を使用しても皮膚に密着せずに面板が浮いてしまうと、隙間から排泄物が潜り込みやすい。

面板が安定する位置までストーマ孔サイズを大きくすると皮膚に密着し、排泄物の潜り込みを予防できる。

❺ストーマ装具用ベルトの装着
- 凸面装具で圧迫しても面板が十分密着できない場合は、ストーマ装具用ベルトを装着し固定を強化する。
- 緩すぎると圧迫が不十分になり、きつすぎるとストーマ近接部やベルトフックが接触する部位に発赤などの皮膚障害が生じやすくなるため、適切なきつさで装着する。

❻装具の交換間隔を短縮
- 面板裏面の皮膚保護剤の溶解・膨潤は、回腸ストーマでは5mm以内、結腸ストーマと尿路ストーマでは10mm以内をめやすに交換する。
- 装具を工夫しても排泄物が潜り込む場合は、装具の交換間隔を短縮し、ストーマ近接部皮膚への排泄物の付着を減少させる。

❼体重管理
- 体重の増減に伴う腹壁の変化により、ストーマ陥没が増強する場合は、体重管理が必要である。

❽再手術
- 適切なケアを実施しても、排泄物の漏れによる頻回の装具交換を要したり、皮膚障害が改善しないなどによりQOLが低下する場合は、ストーマ形成術や再造設を考慮する。

（清藤友里絵）

Part 3 ストーマ関連合併症のケア

ストーマ陥没状態のケアの実際

1 | 事例の概要（図1、2、表1）

事例紹介

70歳代、女性。膀胱癌に対して、1年前に膀胱全摘術＋回腸導管造設術を施行

- ストーマセルフケアは確立している。ストーマ外来の定期受診時に皮膚障害を認めた。

ストーマ局所管理の情報

- ストーマサイズ：縦20mm×横23m×高さ15mm（**図1**）
- 使用装具：自由開孔（有効径33mm）、深さ5mmの硬い凸面装具
- 皮膚保護剤の特徴：CPS/CP/CB系渦巻型、膨潤タイプ
- 用手成形皮膚保護剤1枚で補整
- 交換頻度：週2回交換
- ABCD-Stoma®：A2B0C0：2DPH
- 面板膨潤9〜15mm（4日目）
- 庭の手入れのため、しゃがみ込んだ姿勢で長時間過ごすと尿が漏れることがある

図1　ストーマ周囲皮膚と腹壁の状態

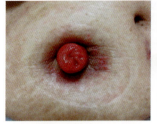
ストーマ周囲の皮膚を伸ばした状態。

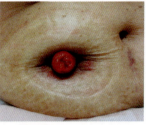
座位時の状態。

表1　初回のABCD-Stoma®

	観察部位	程度	初回得点
A	近接部	紅斑とびらん	2
B	皮膚保護剤部	障害なし	0
C	皮膚保護剤外部	障害なし	0
D	A、B、Cを合わせた部位の色調の変化	色素沈着と色素脱失	PH
		合計得点	2

A2B0C0：2DPH

- ストーマの高さは15mmであるが、座位にてストーマ周囲の皮膚がくぼんだ状態であり、「ストーマ周囲陥凹」と判断する。
- ストーマ近接部皮膚に面板が密着しないため尿が潜り込み、面板が膨潤している（**図2**）。
- ストーマ近接部の皮膚は尿の付着による化学的刺激と過湿潤の状態であり、びらんが発生したと考えられる。
- 退院後の体重増加は6kgであり、腹壁の膨隆と皮下脂肪の下垂を認めた。

図2 面板の膨潤状態

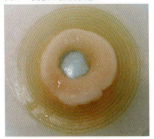

2 | 具体的なケア方法

❶深さ5mmの硬い凸面装具を継続
- 退院時と比較し、ストーマ周囲の腹壁の膨隆が増大し、ストーマ近接部のくぼみが深くなっている。
- 腹壁の硬度は普通であり、硬い凸面装具は適切と判断する。
- 深さ9mmの凸面装具に変更することも検討したが、現在使用している深さ5mmの凸面装具の在庫が多く残っているため、装具は変更しなかった。

❷陥凹による隙間を補整
- 用手成形皮膚保護剤の使用量を増やして厚くした（**図3**）。

❸面板のストーマ孔サイズ
- ストーマはやや楕円形であるが、正円形に整えるとストーマサイズは22mmであるため、面板のストーマ孔サイズは24mmとした。

❹ストーマ装具用ベルトの装着（**図4**）
- 座位姿勢でストーマ近接部の腹壁に陥凹が生じ、特に前屈位で増強する。凹凸のある腹壁への密着を強化させ、常にストーマ排泄口がストーマ袋内に突出した状態を維持するためベルトで固定した。
- ベルトが皮膚に接触し発赤や掻痒感などを生じる場合は、ベルトを綿タオルで巻いたり、肌着の上から装着するなど工夫した。

❺**装具の交換間隔を短縮**
- ストーマ近接部皮膚のびらんが改善するまでは2日に1回交換した。
- びらんの改善後は、面板裏面の皮膚保護剤の膨潤が10mm以内をめやすに最長5日(メーカーが推奨する貼付期間)まで延長可とするが、皮膚状態に応じて調整した。

❻**体重管理**
- 体重増加に伴う腹部脂肪層の増大に対して、食事や運動による体重管理を提案した。

図3 用手成形皮膚保護剤による補整

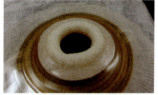

面板のストーマ孔サイズに合わせて1枚を置き、その上に2/3枚をリング状に整えて置く。中心に向かって厚くなり、くぼみに密着する。

図4 ストーマ装具用ベルトの装着

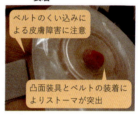

ベルトのくい込みによる皮膚障害に注意

凸面装具とベルトの装着によりストーマが突出

3 ケアの結果

- 14日後、他の診療科を受診した際にストーマ管理状況を口頭で確認すると、ストーマ近接部皮膚のびらんは改善し、3~4日に1回、定期的に装具交換を実施していた。ストーマ装具用ベルトは適切に装着できていた。
- 90日後のストーマ外来受診時、ABCD-Stoma®は0点であり(**表2**)、ストーマ近接部皮膚のびらんは改善していた。
- ストーマ近接部皮膚に凸面装具とストーマ装具用ベルトの圧迫に伴う紅斑などの皮膚障害は認めなかった(**図5**)。
- 面板の膨潤は5~8mm(最大は9時方向)に縮小していた。ときおり、ストーマ近接部皮膚に紅斑が生じることがあり、装具交換間隔を調整するなどの対応が実施できているため、現状のケア方法を継続した。

(清藤友里絵)

表2　90日後のABCD-Stoma®

観察部位		初回		90日後	
		程度	得点	程度	得点
A	近接部	紅斑とびらん	2	障害なし	0
B	皮膚保護剤部	障害なし	0	障害なし	0
C	皮膚保護剤外部	障害なし	0	障害なし	0
D	A、B、Cを合わせた部位の色調の変化	色素沈着と色素脱失	PH	色素沈着と色素脱失	PH
		合計得点	2		0

A0B0C0：0DPH

図5　90日後のストーマ周囲皮膚と腹壁の状態

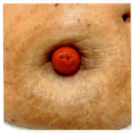

ストーマ周囲の皮膚を伸ばした状態。

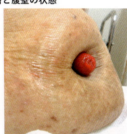

座位時の状態。

Part 3 ストーマ関連合併症のケア

ストーマ脱出のケア

1 ストーマ脱出の原因

- ストーマ脱出は、ストーマが造設時よりも異常に飛び出すことと定義されている（図1）。
- ストーマ合併症の中の晩期合併症に分類され、発生頻度が高い合併症の1つである。
- ストーマ脱出は、高齢、肥満、腹壁の脆弱性、大きすぎるストーマ部位の開口、腹直筋外のストーマ部位、腹腔内経路のストーマ造設などの条件が腹壁とストーマの間隙という要因で生じる。
- 腹壁とストーマの間隙に腹圧が加わることにより、たるんだ可動性のある腸管が押し上げられて、ストーマ脱出を引き起こす。
- ストーマ脱出は、単孔式ストーマと比較するとループ式ストーマに起こりやすい。

図1 ストーマ脱出

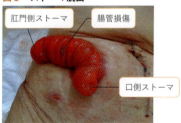

肛門側ストーマ　腸管損傷　口側ストーマ

2 ストーマ脱出の症状

- 脱出した腸管が数cmの場合もあれば、10cm以上脱出する場合もある。
- ストーマ脱出により腸管浮腫を伴うことも多く、ストーマ装具交換時に脱出腸管の損傷やストーマ装具からの便漏れ、ストーマ基部の皮膚露出部に皮膚障害を起こすことがある（図2）。
- 脱出した腸管の重みでストーマ袋が重くなり、ストーマ装具貼付部位の

違和感や不快感などから、ストーマ保有者が日常生活への不安を言葉にする場合もある。
- ストーマ脱出は、腹圧がかかったときに一時的に脱出する場合と、腹圧が改善しても腸管が戻らない（還納されない）場合とがある。
- 脱出した腸管が還納されない場合、血流障害をきたす場合もある（図3）。がん患者の場合、腹水やがんの増大により腹腔内圧が上昇し、ストーマ脱出を併発することもある。

図2　ストーマ基部の皮膚露出部に発生した皮膚障害

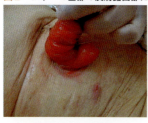

A2B0C0：2D0

図3　用手的な還納が困難なストーマの状態

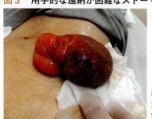

用手的な還納を試みたが困難であった。翌日、還納時の摩擦により腸管に血流障害が認められた。

3 ｜ ストーマ脱出時の対応

- ストーマ脱出を合併した場合、脱出した腸管の血流障害や腸管閉塞の有無、ストーマ脱出の程度、患者の苦痛、ストーマケアの困難度などをアセスメントしながら保存的治療か外科的治療かを決定する。

❶治療
- 脱出した腸管の浮腫が高度な場合、血流障害を避けるために仰臥位で用手的に還納を行う。
- 腹圧が加わることで一時的に脱出する場合は、緊急性はないが、脱出の状態を継続的に観察する。
- 脱出部分の壊死、腸管の閉塞、腸管損傷部位からの繰り返す出血、ストーマケアに難渋する場合は、ストーマ再造設や腸管切除など外科的治療の対象となる。

❷ケアに必要な観察ポイント・装具選択ポイント
- ボディイメージが変化したことによる精神的な苦痛や不安、皮膚障害、便漏れによる頻繁なストーマケアなどで身体的負担が加わらないように、"漏れないケア"を実施していく。
- ストーマとストーマ周囲の皮膚や腹部の状態、日常生活やセルフケア能力、ストーマケアの支援者などをアセスメントする（**表1**）。
- がん治療を継続している患者や終末期患者などにも多くみられることから、患者の病状や治療内容、予後なども同時にアセスメントする。
- ストーマ装具は、ストーマケアを実施する患者・家族、医療者が負担とならないように、ストーマ脱出の状態をアセスメントしながら選択する（**表2**）。

表1　ストーマ脱出患者の観察ポイント
- 病状、治療内容、予後
- ストーマ脱出に対する患者の思い
- 座位・立位など腹圧が加わりストーマ脱出した状態と還納時のストーマサイズとストーマの形状
- ストーマ粘膜の血流障害（色調の変化）と腸管損傷の有無
- ストーマ周囲の皮膚障害の有無
- ストーマ装具の密着性と交換頻度（便漏れの有無）
- ストーマ周囲の痛み、腹部の状態、腹壁の硬さ
- 排便状況
- 脱出した腸管の重みに伴う違和感
- 活動性
- ストーマセルフケア能力、ストーマケアの支援者

表2 ストーマ脱出患者の装具選択ポイント

- ストーマ脱出時のストーマサイズに合わせて面板を開孔するため、使用するストーマ装具の最大径の確認
- 二品系装具の場合、フランジ嵌合部で腸管を損傷しないように、粘着式フランジや大きめのフランジサイズを選択
- ストーマ近接部の露出した皮膚の保護には、練状皮膚保護剤や用手成形皮膚保護剤の選択
- 脱出した腸管が血流障害や腸管損傷を起こさないように観察できる透明のストーマ袋
- ストーマ袋は、脱出した腸管で排泄物を溜めるスペースが少なくなるため容量の大きな装具

❸ストーマケアの実際

- ストーマ装具を剥がし、面板裏面より便の潜り込みがないこと、腸管に損傷がないこと、面板貼付部位に皮膚障害がないことを確認しながら、泡立てた洗浄剤でやさしく洗浄する（図4）。
- 面板の開孔が小さいと脱出時に腸管を損傷する危険性がある。面板は、ストーマ脱出時の最も大きくなったストーマサイズに合わせて開孔する。
- ストーマが脱出していないときは、ストーマ近接部の皮膚が露出し、排泄物の付着で皮膚障害が起こりやすくなる。近接部は、用手成形皮膚保護剤や練状皮膚保護剤で保護する。
- 面板を貼付するときは、腹圧が加わらないように臥位や椅子にもたれかかるなどの姿勢をとり、面板が腸管に触れないように、腹壁に貼付する。
- 脱出した腸管がストーマ袋との摩擦で傷つかないように、粉状皮膚保護剤の散布、またはストーマ袋用消臭潤滑剤をストーマ袋に入れ、摩擦を予防する（図5）。
- 二品系装具を使用する場合、フランジと腸管の接触で、腸管に傷をつけてしまうことがある。フランジと腸管が接触していないか確認し、接触している場合は大きめのフランジや硬さのない粘着型フランジに変更する。
- ストーマ脱出が大きくなると便を溜めるスペースが少なくなり、排泄処理回数の増加による患者の負担も増大する。ストーマ袋は容量の大きなものを選択する。
- 脱出した腸管で袋の重みを感じる場合は、ストーマ装具用ベルトやストーマヘルニア用ベルト、ストーマ用腹帯などの使用を検討する（図6）。
- ストーマ装具貼付後は、臥位・座位・立位でストーマ装具貼付状況の確認をする。

図4 洗浄時の状態

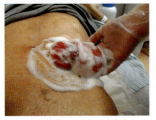

泡立てた洗浄剤でやさしく洗浄する。

図5 ストーマ袋内にストーマ袋用消臭潤滑剤を入れた状態

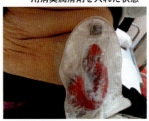

図6 腸管の重みを緩和するためにストーマ用腹帯を装着した状態

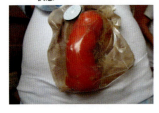

❹患者・家族への指導

- 患者・家族、在宅医療従事者には、ストーマケア上の留意点とともに、日常生活のなかで重いものを持つなど腹圧のかかる動作は避けるように指導する。
- 普段からストーマの状態を観察する時間をもち、脱出したストーマが大きく感じる場合は、臥位になることを勧める。
- 脱出したストーマが還納せず、痛みや血流障害がある場合は病院を受診するように説明する。

(杉本はるみ)

Part 3 ストーマ関連合併症のケア

傍ストーマヘルニアのケア

1 | 病態と症状

- 傍ストーマヘルニア（parastomal hernia）はストーマ孔（傍腔）に起こったヘルニアのことをいい、その内容は小腸、大網などである。
- 造設時に腹直筋腱膜にあけた孔の大きさが大きいこと、肥満や加齢などによる腹壁の脆弱化や慢性の咳嗽、便秘などにより腹腔内圧が上昇して、腹直筋腱膜にあけた欠損孔の大きさが徐々に拡大して発生する。
- 終末期では、腹水の貯留や腹腔内腫瘍の増大により腹圧が上昇してくると生じやすい。
- 座位や立位時はストーマ周囲の膨隆により腹部左右非対称であるが、臥位になると一般的にヘルニア内容物が自然に還納されるため平坦になりやすく、ストーマサイズも縮小する（図1）。

図1 体位によって変化する腹壁やストーマサイズ

座位
ストーマ側の腹部のみ膨隆
ストーマサイズ：
縦37mm×横38mm×高さ18mm

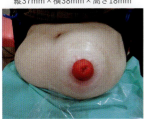

臥位
腹部は左右とも同じ高さで平坦
ストーマサイズ：
縦32mm×横34mm×高さ13mm

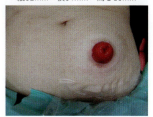

2 │ 具体的なケア方法

❶腹壁に追従するストーマ装具の選択

- 突出している腹壁に追従しやすい形状の面板は、単品系の平面装具、二品系であれば浮動型のフランジのほうが固定型フランジよりも追従しやすい。
- 傍ストーマヘルニアのような膨隆した腹壁に適した装具や、面板外縁部に切り込みを入れて皮膚へ密着させる方法もある（図2、3）。
- 凸面装具は腹壁に対し反発しやすく追従しにくいため、凸面装具の使用が必要な場合は、軟性凸面装具のほうが追従し安定しやすい。

図2　膨隆した腹壁に適した面板

図3　面板外縁部に切り込みを入れて皮膚へ密着させる工夫

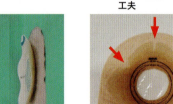

❷ストーマサイズの最大径に合わせた面板ストーマ孔の選択とストーマ近接部のケア

- 面板ストーマ孔を最小のストーマサイズに合わせて作成すると、ストーマサイズが増大したときに面板ストーマ孔辺縁によるストーマ粘膜損傷の発生や、面板を押し上げ面板の密着が悪くなり排泄物の漏れを引き起こす原因となる場合がある。そのため、面板ストーマ孔は、ストーマサイズの最大径で作成する。
- ストーマ近接部の露出する皮膚は、用手成形皮膚保護剤などを使用し保護する必要がある（図4）。

図4　ストーマ近接部の保護

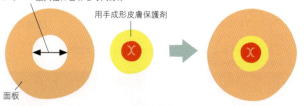

ストーマ最大径に合わせて穴あけ／面板／用手成形皮膚保護剤

面板のストーマ孔をカット　→　ストーマ周囲皮膚を用手成形皮膚保護剤で保護　→　装具を貼付

❸腹部症状の観察と日常生活への指導

- 腹部症状として、排便困難、ストーマ周囲の重苦感や疼痛など保存的に経過を見る場合と、激しい腹痛やヘルニア嵌頓など緊急を要する場合があるため、症状に合わせた患者指導が必要となる。
- 排便困難に対しては、便秘に留意し食事内容の工夫や整腸薬・緩下薬の内服で排便コントロールを行う。
- ヘルニアの増大予防として、極度に腹圧がかかる動作を控えるように指導する。
- 体重コントロールの必要性や、咳嗽時の腹圧軽減の方法（咳嗽をする際はストーマ周囲を手で押さえる）などを指導する。
- ストーマ周囲の重苦感や疼痛は、臥床すると症状の軽減を期待できる。
- 症状が軽減せず腹痛が増強したり、ストーマ粘膜の色が変化する場合は腸管の嵌頓、血流障害、穿孔などの危険が高いため、医療者へ必ず連絡することを指導する。

❹腹部膨隆の補正方法

- 外見上の腹部膨隆の補正やヘルニア増大の予防として、ストーマヘルニア用ベルトを使用する方法がある（**図5**）。
- ヘルニア用ベルトを着用する際は、ヘルニアが腹腔内に還納していることが重要である。
- 着用方法は、臥床しストーマ周囲の腹部が左右対称、平坦になってから着用する。このときヘルニアが還納しない場合は、圧迫するベルトタイプではなくサポートタイプの腹帯の使用が望ましい。

● ヘルニア状態のままの姿勢でストーマヘルニア用ベルトをきつく巻くと、補正が不十分なうえに、腸管を圧迫し血流障害を起こす危険性があるため注意する。

(高橋真紀)

図5　ストーマヘルニア用ベルトとサポートタイプの腹帯

ストーマヘルニア用ベルトの例

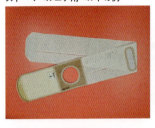
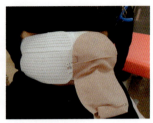

サポートタイプの腹帯の例

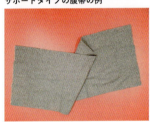
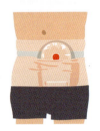

Part 3 ストーマ関連合併症のケア

傍ストーマヘルニアのケアの実際

1 | 事例の概要（図1、表1）

事例紹介

40歳代、女性。直腸癌のためロボット支援下直腸切断術、単孔式S状結腸ストーマ造設後、化学療法（FOLFOX）を実施していた

- 退院後は1〜3か月ごとに定期的にストーマ外来を受診していた。術後6か月が経過したストーマ外来で、「ストーマのほうのお腹だけ出ているような気がする。ストーマの周りが少しピリピリする」という訴えがあった。

ストーマの局所管理の情報：傍ストーマヘルニア発見時

- ストーマサイズ：座位；縦38mm×横40mm×高さ15mm
  臥位；縦32mm×横33mm×高さ12mm
- 使用していた装具：単品系平面装具
- 交換頻度：中2日ごとの定期交換
- 体重：65kg（ストーマ造設時59kg）
- 便の性状：軟便（ブリストル便性状スケール5）
- ABCD-Stoma®：A2B0C0：2D0
- 腹部を観察するとストーマ側の腹部が膨隆し左右の腹壁が非対称だったが、臥位になると腹部は左右対称になり、ストーマサイズの縮小とストーマ近接部6〜9時方向に軽度陥凹が出現した
- ストーマ近接部のびらんはあったが、腹部の重苦感、排便困難などの自覚症状はなかった
- 保存的にケアを行うことが必要な傍ストーマヘルニアと判断し、ケアの変更と患者指導を行った

図1　傍ストーマヘルニア初回確認時の局所状況

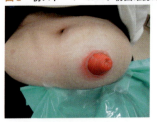

表1　初回のABCD-Stoma®

	観察部位	程度	初回得点
A	近接部	びらん	2
B	皮膚保護剤部	障害なし	0
C	皮膚保護剤外部	障害なし	0
D	A、B、Cを合わせた部位の色調の変化	色素沈着なし	0
		合計得点	2

A2B0C0：2D0

2 ｜ 具体的なケア方法

❶臥位時に出現するストーマ周囲の陥凹に対応できる装具の再選択
- ストーマ近接部6～9時方向のびらんの幅が広く、ストーマ近接部の陥凹部分と一致していることから、便の接触が原因のびらんと考えられた。
- 陥凹部分を補正し安定する装具として、単品系軟性凸面装具へ変更した。

❷ストーマ近接部の保護
- 面板はストーマ最大径に合わせてカットして準備する。
- びらん部改善のため、びらん部に粉状皮膚保護剤を散布し、ストーマ近接部に用手成形皮膚保護剤を貼付した後、準備していた面板を貼付する方法とした。

❸傍ストーマヘルニアの日常生活指導
- ヘルニア増大予防のため、体重コントロールの必要性、極度の腹圧をか

けやすい動作の確認と対応方法を説明し、ストーマヘルニア用ベルトを紹介した。
- 腹部重苦感時の対応方法、病院に連絡が必要なときの症状についての説明を行った。

3 ケアの結果

- ストーマ近接部のびらんは改善された。軟性凸面装具を使用しているが、ストーマ近接部への圧迫痕はなく、便漏れもなく経過している。
- 本人よりストーマヘルニア用ベルトを着用し仕事を再開したことや、間食の量に気をつけるようにして体重が2kg減少したことを聞き、傍ストーマヘルニアを増大させない工夫をしながら日常生活を送っていることを確認できた(図2、表2)。

(高橋真紀)

図2 1か月後のストーマ局所状況

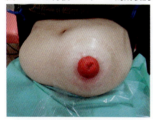

表2 1か月後のABCD-Stoma®

	観察部位	初回		1か月後	
		程度	得点	程度	得点
A	近接部	びらん	2	びらん	0
B	皮膚保護剤部	障害なし	0	障害なし	0
C	皮膚保護剤外部	障害なし	0	障害なし	0
D	A、B、Cを合わせた部位の色調の変化	色素沈着なし	0	色素沈着なし	0
		合計得点	2		0

A0B0C0：0D0

文 献 一 覧

序論

1. Roy SC, 松木光子監訳：第14章 個人の自己概念様式．ザ・ロイ適応看護モデル第2版，医学書院，東京，2010：402-447．

Part 1　ストーマの基礎知識

■ストーマの種類と特徴

1. 大島弓子, 滝島紀子：糞便の生成．実践 ロイ理論 排泄の援助（アクティブ・ナーシング），講談社，東京，2005：36-41．
2. 松原康美：ストーマとは．ナーシング・プロフェッション・シリーズ ストーマケアの実践，医歯薬出版，東京，2007：1-4．

■ストーマ装具の種類と特徴
■面板の形状と構造
■二品系接合部
■ストーマ袋の構造

1. 日本ストーマ・排泄リハビリテーション学会編：ストーマ・排泄リハビリテーション学用語集 第5版．照林社，東京，2025，159．
2. 熊谷英子, 大村裕子, 山本由利子, 他：ストーマ装具選択に必要な装具分類．日本ストーマ・排泄リハビリテーション学会誌 2009；25（3）：103-112．
3. 熊谷英子：ストーマ装具選択に必要な装具分類について．ストーマ装具選択がサクサクできる本．メディカ出版，大阪，2016：8-9．

■ストーマ装具選択の基準
■ストーマ装具の取り扱いと評価

1. 大村裕子, 秋山結美子, 石澤美保子, 他：社会復帰ケアにおけるストーマ装具選択基準の一提案．日本ストーマ・排泄リハビリテーション学会誌 2009；25（3）：113-146．
2. 熊谷英子, 大村裕子, 山本由利子, 他：ストーマ装具選択に必要な装具分類．日本ストーマ・排泄リハビリテーション学会誌 2009；25（3）：103-112．
3. 山田陽子, 松浦信子, 末永きよみ, 他：適正なストーマ装具選択のためのストーマ・フィジカルアセスメントツール作成の試み．日本ストーマ・排泄リハビリテーション学会誌 2009；25（3）：113-123．
4. 山田陽子：ストーマ管理条件のアセスメントツール．穴澤貞夫, 大村裕子編著，ストーマ装具選択ガイドブック．金原出版，東京，2012：39-44．
5. 山本由利子：高松ストーマケア・創傷ケア検討会認定資格 ストーマ装具エキスパート3級実習資料．高松ストーマケア・創傷ケア検討会，香川，2023：2．
6. 山田陽子：ストーマ装具選択基準に基づく適正な装具選択．看護技術 2021；67（7）：2-7．

■ 皮膚保護剤の概要
■ 皮膚保護剤の選択
■ ストーマ装具の種類と使い方

1. 日本ストーマ・排泄リハビリテーション学会編：ストーマ・排泄リハビリテーション学用語集 第5版．照林社，東京，2025：172-173．
2. 吉川隆造：皮膚保護剤の医工学．田澤賢治監修，皮膚保護剤とストーマスキンケア．金原出版，東京，1998：17-23．
3. 日本ストーマ・排泄リハビリテーション学会・大腸肛門病学会編：ストーマ装具の進歩と皮膚管理概念の変遷．消化管ストーマ関連合併症の予防と治療・ケアの手引き．金原出版，東京，2018：224-230．
4. 品田ひとみ：面板の耐久性．熊谷英子監修，ストーマ装具選択がサクサクできる本．メディカ出版，大阪，2016：32-41．
5. 山本由利子：カテーテルの固定．松木孝和編，まるごとわかる尿路カテーテル・尿路ストーマ管理．南山堂，東京，2023：144-159．

■ その他のストーマ用品

1. 日本ストーマ・排泄リハビリテーション学会編：ストーマ・排泄リハビリテーション学用語集 第5版．照林社，東京，2025：160．
2. 山本亜由美：アクセサリー．ストーマリハビリテーション講習会実行委員会編，ストーマリハビリテーション 基礎と実際 第3版．金原出版，東京，2016：103-106．
3. 日本ET/WOC協会編：アクセサリーの使用．ストーマケアのエキスパートの実践と技術．照林社，東京，2007：82-88．

Part 2 ストーマへの基本的なアプローチ

■ ストーマサイトマーキング

1. 日本ストーマ・排泄リハビリテーション学会編：ストーマ・排泄リハビリテーション学用語集第5版．照林社，東京，2025：40．
2. 江川安紀子，秋山結美子：第9章 ストーマの位置決め．ストーマリハビリテーション－基礎と実際 第3版．金原出版，東京，2016：134-146．
3. 菅原光子：ストーマの位置決定（ストーマサイトマーキング）．ストーマリハビリテーション－実践と理論．金原出版，東京，2006：107-113．
4. 西川貴子：一般病院看護師のエコー活用によるチーム医療の推進．映像情報メディカル 2023；55（6）：103-108．
5. 大村裕子，池内健二，大塚正彦，他：クリーブランドクリニックのストーマサイトマーキングの原則の妥当性．日本ストーマリハビリテーション学会誌 1998；14（2）：33-41．
6. 紺家千津子，木下幸子，松井優子，他：看護学生のストーマサイトマーキングにおける超音波画像診断装置を用いた腹直筋確認技術の信頼性．日本創傷・オストミー・失禁管理学会誌 2020；24（3）：281-288．
7. 定田喜久世，末平智子：腹部エコーを使用した緊急ストーマサイトマーキングの有用性．STOMA 2012；19：22-25．
8. 積美保子：ストーマサイトマーキング．塚田邦夫・渡辺成編，新版ストーマ手術アトラ

ス．へるす出版，東京，2012：7-16．
9. 日本ストーマ・排泄リハビリテーション学会，日本大腸肛門病学会編：消化管ストーマ造設の手引き．文光堂，東京，2015：22-41．

■ ABCD-Stoma® とは
■ ABCD-Stoma® の使い方
■ ABCD-Stoma® ケアとは

1. Pittman J, Rawl SM, Schmidt CM, et al：Demographic and clinical factors related to ostomy complications and quality of life in veterans with an ostomy. J Wound Ostomy Continence Nurs 2008；35（5）：493-503.
2. Martins L, Tavernelli K, Serrano JLC：Introducing a peristomal skin assessment tool：The Ostomy Skin Tool. WCET J 2008；28（2）：8-13.
3. Bosio G, Pisani F, Lucibello L, et al：A proposal for classifying peristomal skin disorders. Ostomy Wound Manage 2007；53（9）：38-43.
4. Williams J, Gwillam B, Sutherland N, et al：Evaluating skin care problems in people with stomas. Br J Nurs 2010；19（17）：S6-S15.
5. Konya C, Mizokami Y, Kamide R, et al：Reliability and validity of ABCD-Stoma®：a tool for evaluation of the severity of peristomal skin disorders. J Jpn WOCM 2023；27（1）：43-54.
6. 紺家千津子，木下幸子，松井優子，他：オストメイトにおけるABCD-Stoma®の意義 信頼性と要医療相談と判断するストーマ周囲皮膚障害の得点．日本創傷・オストミー・失禁管理学会誌 2014；18（1）：37-41．
7. 紺家千津子，溝上祐子，上出良一，他：ABCD-Stoma®ケア：ABCD-Stoma®に基づくベーシック・スキンケア選択ツール．日本創傷・オストミー・失禁管理学会誌 2012；17（4）：319-335．

■ ストーマ周囲皮膚のスキンケア

1. 工藤礼子：ストーマ周囲皮膚に対する基本的スキンケアの要点．臨牀看護 2013；39（4）：461-463．
2. 工藤礼子：ストーマ周囲の皮膚障害別にみる装具選択のポイントケア．看護技術 2021；67（10）：3．
3. 大村裕子：ストーマ周囲のスキンケア．ストーマリハビリテーション講習会実行委員会編，ストーマリハビリテーション 基礎と実際 第3版．金原出版，東京，2016：112-119．
4. 藤井京子：スキンケア．伊藤美智子編，ストーマケア．Gakken，東京，2003：61-70．
5. 鈴木憲史：ストーマ周囲の皮膚の清潔．日本ET/WOC協会編，ストーマケアエキスパートの実践と技術．照林社，東京，2007：7-11．

■ ストーマの種類別ケア 回腸・結腸ストーマ

1. Villafranca JJA, López-Rodríguez C, Abilés J, et al：Protocol for the detection and nutritional management of high-output stomas. Nutr J 2015；14：45.
2. 玉城洋子，大垣聡子，楠山明，他：ストーマ装具交換時期判定のための便漏れ評価の検討．日本ストーマ・排泄リハビリテーション学会誌 2017；33（2）：13-17．

■ ストーマの種類別ケア　尿路ストーマ

1. 日本ストーマ・排泄リハビリテーション学会編：ストーマ・排泄リハビリテーション学用語集 第5版．照林社，東京，2025：9．
2. 山本亜矢：ストーマ造設から退院までのケアの流れ．溝上祐子，津畑亜紀子監修，基礎からわかる尿路ストーマケア．メディカ出版，大阪，2010：30-37．
3. 山田陽子：周術期ケア．ストーマリハビリテーション講習会実行委員会編，ストーマリハビリテーション 実践と理論．金原出版，東京，2006：166-172．
4. Butler DL：Early postoperative complications following ostomy surgery：a review. J Wound Ostomy Continence Nurs 2009；36（5）：513-519.
5. Stelton S：CE：Stoma and peristomal skin care：a clinical review. Am J Nurs 2019；119（6）：38-45.
6. Swash C：Discharge guideline for stoma care. ASCN Stoma care clinical guidelines. Association of Stoma Care Nurses UK, 2016：12.
7. 柴崎真澄：術後短期間のケア．ストーマリハビリテーション講習会実行委員会編，ストーマリハビリテーション基礎と実践 第3版．金原出版，東京，2016：150-157．

■ 術後のセルフケア指導
■ 装具交換の指導

1. 政田美喜編：特集 超高齢社会におけるストーマ管理とセルフケア指導～社会変化に伴い，ターニングポイントが迫る中でのストーマケア～．WOC Nursing 2021；9（8）．
2. ストーマリハビリテーション講習会実行委員会 編：ストーマリハビリテーション 基礎と実際 第3版．金原出版，東京，2016．
3. 松原康美編：ストーマケア実践ガイド－術前から始める継続看護．Gakken，東京，2013．

Part 3　ストーマ関連合併症のケア

■ びらんのケア
■ 潰瘍のケア
■ びらん・潰瘍のケアの実際

1. 日本創傷・オストミー・失禁管理学会編：スキンケアガイドブック．照林社，東京，2017：244．
2. ストーマリハビリテーション講習会実行委員会編：ストーマリハビリテーション 基礎と実際 第3版．金原出版，東京，2016：234-236．
3. 日本創傷・オストミー・失禁管理学会編：ABCD-Stoma®に基づくベーシック・スキンケアABCD-Stoma®ケア．日本創傷・オストミー・失禁管理学会，東京，2014：12-35．
4. 日本ストーマ・排泄リハビリテーション学会編：ストーマ・排泄リハビリテーション学用語集 第4版．金原出版，東京，2020：66．
5. 日本看護協会認定看護師制度委員会創傷ケア基準検討会編著：スキンケアガイダンス．日本看護協会出版会，東京，2002：78．
6. 日本創傷・オストミー・失禁管理学会編：ABCD-Stoma®に基づくベーシック・スキンケアABCD-Stoma®ケア．日本創傷・オストミー・失禁管理学会，東京，2014：32-33．
7. ストーマリハビリテーション講習会実行委員会編：ストーマリハビリテーション 基礎と

実際 第3版．金原出版，東京，2016：246．
8. 日本創傷・オストミー・失禁管理学会編：ABCD-Stoma®に基づくベーシック・スキンケアABCD-Stoma®ケア．日本創傷・オストミー・失禁管理学会，東京，2014：18-21．
9. 日本創傷・オストミー・失禁管理学会編：ABCD-Stoma®に基づくベーシック・スキンケアABCD-Stoma®ケア．日本創傷・オストミー・失禁管理学会，東京，2014：22-33．
10. Nybaek H, Jemec GBE：Skin problems in stoma patients. J Eur Acad Dermatol Venereol 2010；24（3）：249-257．
11. Chabal LO, Prentice JL, Ayello EA：Practice implications from the WCET® International Ostomy Guideline 2020. Adv Skin Wound Care 2021；34（6）：293-300．
12. Almutairi D, LeBlanc K：Peristomal skin complications：what dermatologists need to know. Int J Dermatol 2018；57（3）：257-264．
13. Erwin-Toth P, Stricker LJ, van Rijiswijk L：Wound wise：Peristomal skin complications. Am J Nurs 2010；110（2）：43-48．
14. McNichol L, Bliss DZ, Gray M：Moisture-associated skin damage expanding practice based on the newest ICD-10-CM codes for irritant contact dermatitis associated with digestive secretions and fecal or urinary effluent from an abdominal stoma or enterocutaneous fistula. J Wound Ostomy Continence Nurs 2022；49（3）：235-239．

■偽上皮腫性肥厚（PEH）のケア
■PEHのケアの実際
1. 斎田俊明：皮膚病理組織診断学入門 改訂第3版．南江堂，東京，2017：263．
2. 武居史泰，柳瀬雅裕，砂押研一，他：回腸導管造設術における晩期合併症の検討．泌尿器外科 2005；18（10）：1243-1246．
3. Colwell J：Stomal and peristomal skin complications. In：Fecal and urinary diversions：management principles. Mosby, St. Louis, 2004：308-325．
4. Erwin-Toth P, Stricker LJ, van Rijiswijk L：Wound wise：Peristomal skin complications. Am J Nurs 2010；110（2）：43-48．
5. 石澤美保子，柴田佳久：上皮腫性肥厚がみられた消化器系ストーマの皮膚障害に関する考察．STOMA 2008；15（1）：10-16．
6. Carville K, Emily Haesler E, Norman T, et al：A Consensus on Stomal, Parastomal and Peristomal Complications. WCET® Journal 2022；42（3）：12-22．
7. Stelton S, Zulkowsi K, Ayello EA：Practice implications for peristomal skin assessment and care from the 2014 world council of enterostomal therapists international ostomy giuideline. Adv Skin Wound Care 2015；28（6）：275-284．
8. 紺家千津子：ストーマ周囲皮膚障害に対する予防とケア．Visual Dermatology 2018；17（2）：150-155．
9. Ratliff CR, Goldberg M, Jaszarowski K, et al：Peristomal skin Hhealth, A WOCN Society Consensus Conference. J Wound Ostomy Continence Nurs 2021；48（3）：219-231．
10. 鈴木謙一，木崎徳，渡部隆二，他：ウロストーマ患者に対するクランベリージュース投与の効果 尿pHおよび尿路感染に対する影響について．日本ストーマリハビリテーション学会誌 1995；11（1）：35-41．
11. 日本ET/WOC協会編：ストーマケアのエキスパートの実践と技術．照林社，東京，

2007：99-105.
12. 日本創傷・オストミー・失禁管理学会 学術教育委員会（オストミー担当）：ABCD-Stoma®ケア-ABCD-Stoma®に基づくベーシック・スキンケア選択ツール．日本創傷・オストミー・失禁管理学会誌 2013；17（4）：319-335.

■真菌感染症のケア
■真菌感染症のケアの実際
1. 清水宏：新しい皮膚科学 第1版．中山書店，東京，2005：467-482.
2. Merkert J：Peristomal complications. Home Healthcare Now 2022；40（5）：264-269.
3. 上出良一：ストーマケアに生かすストーマの観かたと診かたのスキル．日本創傷・オストミー・失禁管理学会誌 2008；12（2）：1-7.
4. Gray MC, Janice C, Doughty D, et al：Peristomal moisture-associated skin damage in adults with fecal ostomies a comprehensive review and consensus. J Wound Ostomy Continence Nurs 2013；40（4）：389-399.
5. 上出良一：ストーマ周囲皮膚障害．臨床泌尿器科 2016；70（4）：339-341.
6. Calum CL, Amanda JS編, 倉本秋, 上出良一, 渡辺成監訳：ストーマとストーマ周囲皮膚障害 診断・治療アトラス．Martin Dunitz, London, 2001：97-122.
7. 渡辺光子：ストーマ周囲皮膚トラブルの予防的スキンケア．月刊ナーシング 2018；38（2）：114-115.
8. 芦田幸代：真菌感染症による皮膚障害．泌尿器ケア 2011；16（9）：9-12.

■ストーマ静脈瘤のケア
■ストーマ静脈瘤のケアの実際
1. 日本ストーマ・排泄リハビリテーション学会編：ストーマ〔周囲〕静脈瘤．ストーマ・排泄リハビリテーション学用語集 第5版．照林社, 東京, 2025：37.
2. 板橋道朗, 末永きよみ：ストーマ合併症．ストーマリハビリテーション講習会実行委員会編, ストーマリハビリテーション 基礎と実際 第3版．金原出版, 東京, 2018：219-220.
3. 松原康美：進行がんのストーマ症状に対応するストーマケア．WOC Nursing 2018；6（1）：60-65.

■炎症性腸疾患（潰瘍性大腸炎とクローン病）のケア
■潰瘍性大腸炎のケアの実際
■クローン病のケアの実際
■壊疽性膿皮症のケア
■壊疽性膿皮症のケアの実際
1. 内野基, 石川かおり, 上田尾茂正, 他：第6章 IBDの外科治療．日比紀文監修, チーム医療につなげる！ IBD診療ビジュアルテキスト．羊土社, 東京, 2016.
2. 本谷聡, 益子博幸, 中垣卓, 他：ガイドラインにもとづいたIBDの手術適応判断のポイント．IBD Research 2007；1（1）：46-52.
3. 萩原清貴, 田中寿江, 水島恒和, 他：潰瘍性大腸炎患者のストーマ造設後の合併症と対策．WOC Nursing 2018；6（10）：24-28.
4. 日本創傷オストミー失禁管理学会編：ABCD-Stoma®に基づくベーシック・スキンケア

ABCD-Stoma®ケア．日本創傷・オストミー・失禁管理学会，東京，2014．
5. Okita Y, Araki T, Kondo S, et al：Clinical characteristics of stoma-related obstruction after ileal pouch-anal anastomosis for ulcerative colitis. J Gastrointest Surg 2017；21（3）：554-559.
6. Kitahara T, Sato Y, Oshiro T, et al：Risk factors for postoperative stoma outlet obstruction in ulcerative colitis. World J Gastrointest Surg 2020；12（12）：507-519.
7. 小山文一，西林直子，崎山恵美，他：クローン病でストーマが必要となる病態．WOC Nursing 2018；6（10）：34-39．
8. 池内浩基，内野基，中村光宏，他：人工肛門造設術を行ったクローン病患者の要因と予後の検討．臨床外科 2009；64（3）：361-364．
9. 東大二郎，園田みずき，大村久美子：クローン病ストーマ症例の長期経過．WOC Nursing 2018；6（10）：61-67．
10. 稲垣氷美，吉川周作，山岡健太郎，他：クローン病患者のストーマ造設に関する検討．STOMA 2022；28（1）：20-23．
11. 樋口哲也：第20回 IBD患者にみられる皮膚症状．IBD Research 2018；12（4）：254-261.

■ストーマ粘膜皮膚離開のケア
■ストーマ粘膜皮膚離開のケアの実際
1. 日本ストーマ・排泄リハビリテーション学会編：ストーマ・排泄リハビリテーション学用語集 第4版．金原出版，東京，2020：39．
2. 日本ストーマ・排泄リハビリテーション学会，日本大腸肛門病学会編著：外科的合併症 早期合併症 粘膜皮膚離開．消化管ストーマ関連合併症の予防と治療・ケアの手引き．金原出版，東京，2018：108-114．
3. Ostomy Guidelines Task Force, Goldberg M, Aukett LK, et al：Management of the patient with a fecal ostomy：best practice guideline for clinicians. J Wound Ostomy Nure 2010；37（6）：596-598.
4. 高橋健一，羽根田祥，板橋道朗，他：消化器ストーマ早期合併症の重症度に関する多施設共同研究．日本ストーマ・排泄リハビリテーション学会誌 2019；35（2）：4-15．
5. 青木詩恵，増川美加子，赤井澤淳子，他：ストーマ粘膜皮膚接合部離開時のケアアルゴリズムの作成．日本創傷・オストミー・失禁管理学会誌 2019；21（3）：253-265．

■離開創に近接するストーマのケア
■離開創に近接するストーマのケアの実際
1. 日本ストーマ・排泄リハビリテーション学会編：ストーマ・排泄リハビリテーション学用語集 第5版．照林社，東京，2025：89．
2. 日本ストーマ・排泄リハビリテーション学会，日本大腸肛門病学会編著：外科的合併症 早期合併症 粘膜皮膚離開．消化管ストーマ関連合併症の予防と治療・ケアの手引き．金原出版，東京，2018：208-210．
3. 紺家千津子：ストーマ周囲皮膚障害に対する予防とケア．Visual Dermatology 2018；17（2）：150-155．
4. 片平次郎，井砂司：NPWTのサイエンスupdate．PEPARS 2020；167：1-9．
5. 榊原俊介，山本佳子，寺師浩人：ストーマ近傍に生じた腹部SSIへのNPWT導入の工夫．

創傷 2018；9（2）：42-46.

■ストーマ陥没状態のケア
■ストーマ陥没状態のケアの実際
1. 日本ストーマ・排泄リハビリテーション学会編：ストーマ・排泄リハビリテーション学用語集 第5版．照林社，東京，2025.
2. 日本ストーマ・排泄リハビリテーション学会，日本大腸肛門病学会編：ストーマ陥没・陥凹．消化器ストーマ関連合併症の予防と治療・ケアの手引き．金原出版，東京，2018：115-122.
3. 舟山裕士，熊谷英子：ストーマ合併症．ストーマリハビリテーション講習会実行委員会編，ストーマリハビリテーション 基礎と実際 第3版．金原出版，東京，2023：210-211.
4. 貞廣荘太郎：消化器ストーマの合併症．ストーマリハビリテーション講習会実行委員会編，ストーマリハビリテーション 実践と理論．金原出版，東京，2006：53-54.
5. 斎藤忠則：尿路ストーマ造設を必要とする疾患，手術および合併症．ストーマリハビリテーション講習会実行委員会編，ストーマリハビリテーション 実践と理論．金原出版，東京，2006：78.
6. 井口美奈枝：合併症のあるストーマケア．松原康美編著，ストーマケアの実際．医歯薬出版，東京，2007：126-129.
7. 日本ストーマ・排泄リハビリテーション学会，日本大腸肛門病学会編：腹壁皺上に造設されたストーマ．消化器ストーマ関連合併症の予防と治療・ケアの手引き．金原出版，東京，2018：215-218.
8. 大村裕子：ストーマ周囲スキンケア．ストーマリハビリテーション講習会実行委員会編，ストーマリハビリテーション 実践と理論．金原出版，東京，2006：263-269.
9. Hoeflok J, Salvadalena G, Pridham S, et al：Use of convexity in ostomy care. J Wound Ostomy Continence Nurs 2017；44（1）：55-62.
10. 工藤礼子：スキンケア．ストーマリハビリテーション講習会実行委員会編，ストーマリハビリテーション 基礎と実際 第3版．金原出版，東京，2023：248-250.
11. 紺家千津子：ストーマ周囲皮膚障害の予防・ケア．日本創傷・オストミー・失禁管理学会編，スキンケアガイドブック．照林社，東京，2000：244-268.
12. 近藤恵子：ストーマのセルフケア．松原康美編著，ストーマケアの実際．医歯薬出版，東京，2007：18-25.

■ストーマ脱出のケア
1. 日本ストーマ・排泄リハビリテーション学会編：ストーマ・排泄リハビリテーション学用語集 第5版．照林社，東京，2025：43.
2. 前田耕太郎：消化管ストーマ脱出．日本ストーマ・排泄リハビリテーション学会誌 2021；37（2）：5-14.
3. Butler DL：Early postoperative complications following ostomy surgery. J Wound Ostomy Continence Nurs 2009；36（5）：513-519.
4. 紺家千津子：ストーマ周囲皮膚障害 ストーマ周囲皮膚障害の予防とケア．Visual Dermatology 2018；17（2）：150-155.
5. 舟山裕士，熊谷英子：ストーマ合併症．ストーマリハビリテーション講習会実行委員会

編,ストーマリハビリテーション 基礎と実際 第3版,金原出版,東京,2018：213-214.

- **傍ストーマヘルニアのケア**
- **傍ストーマヘルニアのケアの実際**

1. 日本ストーマ・排泄リハビリテーション学会編：ストーマ・排泄リハビリテーション学用語集 第5版.照林社,東京,2025：85.
2. 日本ストーマ・排泄リハビリテーション学会,日本大腸肛門病学会編：晩期合併症.消化管ストーマ造設の手引き.文光堂,東京,2014：188-190.
3. 貞廣荘太郎：消化管ストーマの合併症.ストーマリハビリテーション講習会実行委員会編,ストーマリハビリテーション実践と理論.金原出版,東京,2006：51-58.
4. 松原康美：ターミナル期や他の疾患の治療のためのストーマ造設とケア.ストーマリハビリテーション講習会実行委員会編,ストーマリハビリテーション実践と理論.金原出版,東京,2006：319-322.
5. 日本ストーマ・排泄リハビリテーション学会,日本大腸肛門病学会編：傍ストーマヘルニア.消化管ストーマ関連合併症の予防と治療・ケアの手引き.金原出版,東京,2018：161-177.
6. 三富陽子：ストーマ合併症のケアの実際 ④ストーマ旁ヘルニア.松原康美編集,ストーマケア実践ガイド：術前から始める継続看護.Gakken,東京,2013：223-227.
7. Manole TE, Daniel I, Alexandra B, et al：Risk factors for the development of parastomal hernia；a narrative review. Saudi J Med Med Sci 2023；11（3）：187-192.

索引

和文

あ・い

アルカリ尿	115
安全性	29
板状皮膚保護剤	37, 106
イレオストミー	6
イレオストミー用単品系装具	132
インフォームドコンセント	59

え・お

エコー	61
壊疽性膿皮症	108, 136
炎症性腸疾患	130
炎症反応	93
横行結腸ストーマ	6
嘔吐	59
凹面型	13
オーバーハング	112

か

外周テープ付き	13
回腸・結腸ストーマ	91
回腸導管	7
回腸囊肛門管吻合術	130
回腸囊肛門吻合術	130
快適性	29
潰瘍	108
潰瘍性大腸炎	130, 132
外用副腎皮質ホルモン剤	138
化学的刺激	78, 87
カットオフ値	66
合併症予防	52
カラヤガム	30, 39
カルボキシメチルセルロース	30

環境調整・カ

環境調整	52
カンジダ症	119
感染徴候	140
感染（予防）	71, 78
還納	163

き

機械的刺激	78
偽上皮腫性肥厚	114
既成孔	14
基底層	106
逆流防止（弁）	97, 98
逆行性感染	97
キャップ式	20
吸水作用	30
狭窄	131
局所的膨隆	21
局部陰圧閉鎖療法	146
銀含有親水性ファイバー	150
緊急手術	58
禁制型ストーマ	7
近接部	63

く・け

クランベリージュース	115, 117
クリーブランドクリニックの原則	54
クローン病	130, 134
血行遮断術	128
結腸ストーマ	6
ゲル系	30

こ

硬化療法	128
抗菌性創傷被覆・保護剤	138
抗真菌パウダー	120
抗真菌薬	120

紅斑	64
固形	94
コック式	20
骨突出	21
固定型	16
粉状皮膚保護剤	38, 106
コロストミー	6

さ・し

サージカルテープ	45
細菌繁殖阻止作用	30
採尿バッグ	99
哆開	146
自壊部	131
色調変化	63
自在孔	14
自尊感情	3
弱酸性	89
シャント	125
自由開孔	14
粥状	94
出血	93, 127
術前教育	50
消化管ストーマ	6
消化管用開放型	19
消化管用閉鎖型	19
上行結腸ストーマ	6
小腸ストーマ	6
情報収集	50
静脈怒張	125
植皮術	151
視力障害	26
真菌感染症	119
親水性ファイバー	108
親水性ポリマー	30
浸軟	88

す

水酸化カリウム	119
水腎症	97

水疱・膿疱	64	ストーマ袋保護シート/		単品系	11
スキンケア	69	ベルト	46	**ち**	
スチレン・イソプレン・		ストーマ袋用消臭潤滑剤		蓄便用排液バッグ	43
スチレン	31		47	中期用装具	35
ステロイド外用薬	111	ストーマ袋用脱臭フィル		長期用装具	36
ストーマ・フィジカルア		ター	47	**て・と**	
セスメントツール	21	ストーマヘイシブ	39	泥状	94
ストーマ外来	147	ストーマヘルニア用ベル		テーパーエッジ	13
ストーマ合併症	115	ト	41	透過性	88
ストーマ合併症の重症度		ストーマヘルニア用補正		凸型嵌め込み具	13
分類	129	下着	41	凸面型	13
ストーマ陥凹	153	ストーマ保有者	67	凸面型単品系イレオスト	
ストーマ陥没	153	ストーマ用下着	41	ミー用装具	109
ストーマ陥没状態	157	ストーマ用洗腸用具	42	**に**	
ストーマ関連合併症	105	ストーマ用はさみ	48	二品系	11
ストーマケア計画	50	ストーマ用腹巻	41	二品系イレオストミー	
ストーマ孔	14	ストーマリハビリテー		用装具	134
ストーマサイトマー		ション	50	二品系接合部	16
キング	2, 52	ストーマ療法看護師	67	尿管皮膚瘻	7
ストーマサイトマーキン		**せ**		尿管皮膚瘻造設術	56
グ周囲皮膚障害	2	正円形	93	尿路ストーマ	7, 97
ストーマサイトマーキン		性機能障害	3	尿路ストーマ袋用畜尿袋	
グの原則	54	清潔	89		43
ストーマ周囲陥凹		脆弱な皮膚	26	**ね・の**	
	153, 158	接合方式	17	熱感	86
ストーマ周囲皮膚障害		接触皮膚炎	83, 119	練状皮膚保護剤	37
	69, 87	セルフケア(指導)	52, 100	粘着作用	30
ストーマ受容	52	浅在性真菌症	119	粘着式	17
ストーマ静脈瘤	125	全面皮膚保護剤	13	粘着剥離剤	44
ストーマ成熟	96	**そ**		糊残り	36
ストーマ装具	9	装具交換	102	**は**	
ストーマ装具選択基準		装具の安定性	52	配合成分	36
	24	組織増大	64	排出口	20
ストーマ装具(面板)保		疎水性ポリマー	31	排泄物凝固剤(ストーマ	
護テープ	45, 46	**た**		袋用)	47
ストーマ装具漏れ	28	耐久性	34	排泄物の付着	74
ストーマ装具用ベルト		代用膀胱	7	嵌め込み式	17
	40, 160	楕円形	93	晩期合併症	162
ストーマ脱出	162	多排泄量ストーマ	94	瘢痕	21
ストーマ中隔陥没	157	ダブルストーマ	56		
ストーマ粘膜皮膚離開		短期用装具	35		
	139, 142				
ストーマ袋	11, 19				
ストーマ袋カバー	40				

ひ

皮下膿瘍	131
皮膚温度	88
皮膚外用合成副腎皮質ホルモン・抗生物質配合剤	138
皮膚刺激性	89
皮膚洗浄料	48
皮膚の脆弱化	70
皮膚の菲薄化	72
皮膚の平坦度	23
皮膚被膜剤	44
皮膚ペン	55
皮膚保護剤	30
皮膚保護剤外部	63
皮膚保護剤部	63
表皮肥厚	114
びらん	64, 106

ふ

ファーラー位	103
腹直筋外縁	55
腹痛	58
腹部膨満	58
腹部膨隆	169
腹壁の硬度	23
浮動型	16
プライバシー	51
フランジ構造	16
ブリストル便性状スケール	94

へ

閉鎖具一体型	20
閉鎖具分離型	20
閉塞性環境	88
平面型	13
平面型単品系装具	142
ペクチン	31
ヘルニア門	41
ヘルニア用ベルト	169

ほ

傍腔	167
縫合止血	128
膨潤	95
傍ストーマヘルニア	167, 171
ポケットエコー	58
没ストーマ	153
ボディイメージ	2
ポリイソブチレン	31
ポリマーブレンド系	30
ポリマーブレンド系皮膚保護剤成分分類	31, 32

ま・み

マーキングディスク	56
巻き上げ式	20
マッシュルーム型	93
ミコナゾール硝酸塩配合洗浄剤	120
密着性	29
密閉吸引療法	150

め・も

面板	11, 12
面板ストーマ孔	168
面板の柔軟性	17
門脈圧亢進	125

ゆ・よ

指先の巧緻性	26
溶解	95
用手成形皮膚保護剤	37, 109, 133
予定手術	55

り・る・れ・ろ・わ

離開	146
離開創	140, 146
類天疱瘡	108
レッグバッグ	87
瘻孔	131
ワセリン	120

欧文

ABCD-Stoma®	63
ABCD-Stoma®ケア	67
Adjacent	63
Barrier	63
Circumscribing	63
Crohn's disease (CD)	130
dehiscence	146
detachment	146
Discoloration	63
high-output stoma (HOS)	94
ileal-pouch anal anastomosis (IAA)	130
ileal-pouch anal canal anastomosis (IACA)	130
inflammatory bowel disease (IBD)	130
KOH法	119
negative pressure wound therapy (NPWT)	146
parastomal hernia	167
pseudoepitheliomatous hyperplasia (PEH)	114
peristomal recession	153
pH緩衝作用	30
point of care ultrasound (POCUS)	61
pyoderma gangrenosum (PG)	136
QOL	3
retraction of stoma	153
sinking stoma	153
stomal recession	153
stomal subsidence	153
ulcerative colitis (UC)	130

ポケット・スタンダードシリーズ
ストーマケア ポケット・ガイド

2025年5月5日　第1版第1刷発行	編　集　一般社団法人日本創傷・ 　　　　オストミー・失禁管理学会 発行者　鈴木　由佳子 発行所　株式会社　照林社 〒112-0002 東京都文京区小石川2丁目3-23 電　話　03-3815-4921（編集） 　　　　03-5689-7377（営業） https://www.shorinsha.co.jp/ 印刷所　株式会社シナノ 　　　　パブリッシングプレス

- 本書に掲載された著作物（記事・写真・イラスト等）の翻訳・複写・転載・データベースへの取り込み、および送信に関する許諾権は、照林社が保有します。
- 本書の無断複写は、著作権法上での例外を除き禁じられています。本書を複写される場合は、事前に許諾を受けてください。また、本書をスキャンしてPDF化するなどの電子化は、私的使用に限り著作権法上認められていますが、代行業者等の第三者による電子データ化および書籍化は、いかなる場合も認められていません。
- 万一、落丁・乱丁などの不良品がございましたら、「制作部」あてにお送りください。送料小社負担にて良品とお取り替えいたします（制作部 ☎ 0120-87-1174）。

検印省略（定価はカバーに表示してあります）
ISBN978-4-7965-2652-4
©日本創傷・オストミー・失禁管理学会/2025/Printed in Japan